中国医学临床百家·病例精解

南昌大学第二附属医院

内分泌代谢科 病例精解

主　编　赖晓阳

副主编　张美英　沈云峰　刘建萍　熊　燕

编　委（以姓氏笔画为序）

王　威	朱慧敏	刘　言	刘　寒	江艳娟
许小津	李　经	杨　丹	杨　枝	杨　柳
杨　雅	杨盼盼	吴　旭	吴　娟	吴舒婷
余　戎	余　鹏	邹　芳	邹　潇	张　笠
张　勤	张晓玲	陈　正	陈　艳	陈以发
武涛涛	罗　燕	周　艳	胡　俊	胡　磊
胡立里	宣　睿	涂　威	黄秋兰	黄艳婷
韩钰沁	程丽丹	傅陈欣熹	焦小娟	曾海霞
雷水红	蔡　霞	潘　贵		

科学技术文献出版社
SCIENTIFIC AND TECHNICAL DOCUMENTATION PRESS
·北京·

U0345375

图书在版编目（CIP）数据

南昌大学第二附属医院内分泌代谢科病例精解 / 赖晓阳主编. —北京：科学技术文献出版社，2022.3

ISBN 978-7-5189-8749-8

Ⅰ.①南… Ⅱ.①赖… Ⅲ.①内分泌病—病案—分析 ②代谢病—病案—分析 Ⅳ.①R58

中国版本图书馆 CIP 数据核字（2021）第 258413 号

南昌大学第二附属医院内分泌代谢科病例精解

策划编辑：胡 丹　　责任编辑：石敏杰　　责任校对：张永霞　　责任出版：张志平

出 版 者	科学技术文献出版社	
地　　址	北京市复兴路15号　邮编 100038	
编 务 部	(010) 58882938，58882087（传真）	
发 行 部	(010) 58882868，58882870（传真）	
邮 购 部	(010) 58882873	
官 方 网 址	www.stdp.com.cn	
发 行 者	科学技术文献出版社发行　全国各地新华书店经销	
印 刷 者	北京地大彩印有限公司	
版　　次	2022 年 3 月第 1 版　2022 年 3 月第 1 次印刷	
开　　本	787×1092　1/16	
字　　数	167千	
印　　张	15	
书　　号	ISBN 978-7-5189-8749-8	
定　　价	108.00元	

主编简介

赖晓阳 南昌大学第二附属医院内分泌代谢科主任医师、教授、博士研究生导师、前任科主任。国家代谢病临床医学研究中心江西省分中心主任，江西省内分泌代谢病研究所所长。现担任中华医学会糖尿病学分会委员、中国医师协会内分泌代谢分会常委，中国老年学和老年医学会糖尿病分会副主任委员，中国老年保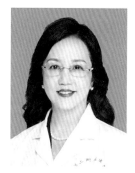
健医学研究会老年内分泌与代谢病分会委员，中国女医师协会糖尿病专业委员会委员，江西省医学会第四、第五、第六届内分泌学分会主任委员，江西省中西医结合学会内分泌专业委员会副主任委员，江西省医学会骨质疏松暨骨矿盐疾病分会副主任委员，江西省卫生健康委省级保健专家。《中华内分泌代谢杂志》《中华糖尿病杂志》《国际内分泌代谢杂志》等核心期刊编委。长期致力于内分泌疾病的临床和基础研究。擅长糖尿病、甲状腺疾病，肥胖相关代谢性疾病、骨质疏松症及骨代谢疾病，垂体、肾上腺疾病等复杂内分泌病的诊治。

张美英 南昌大学第二附属医院内分泌代谢科负责人、主任医师、教授、硕士研究生导师。江西省内分泌学会副主任委员、甲状腺学组组长，江西省医师协会内分泌学分会副会长，江西省研究型医院中西医结合内分泌学会副主任委员，江西省保健学会骨质疏松与骨病学会副主任委员，江西省骨质疏松与骨矿盐疾病分会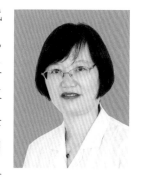
委员，江西省药学学会委员，《南昌大学学报》《实用临床医学》杂志审稿专家。擅长糖尿病、甲状腺疾病、垂体及肾上腺疾病、肥胖症、代谢综合征的诊治。

沈云峰　南昌大学第二附属医院内分泌代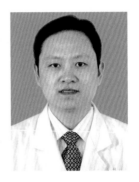谢科副主任、主任医师、教授、医学博士、博士研究生导师。国家代谢性疾病临床医学研究中心江西省分中心执行副主任，江西省内分泌代谢病研究所副所长，江西省百千万人才工程人选，江西省青年科学家，中国研究型医院学会糖尿病学专业委员会常务委员，中华医学会糖尿病学分会肥胖学组、胰岛素抵抗学组委员，江西省研究型医院学会内分泌代谢病学分会主任委员，江西省医学会糖尿病学分会候任主任委员，江西省医学会内分泌学会常务委员兼青委副主委，江西省医师协会内分泌代谢科医师分会常务委员。擅长糖尿病、甲状腺疾病、肥胖、肾上腺性高血压、脑垂体疾病、遗传性内分泌疾病等的诊治。

刘建萍　南昌大学第二附属医院内分泌代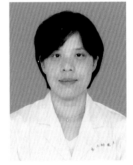谢科副主任、主任医师、教授、医学博士、哈佛医学院博士后、博士研究生导师。中国研究型医院学会糖尿病学专业委员会常务委员，中国老年保健医学研究会老年骨质疏松分会委员，江西省医学会糖尿病学分会主任委员，江西省研究型医院学会糖尿病学分会主任委员，江西省医学会内分泌学分会委员，江西省百千万人才工程人选。曾获江西省自然科学奖三等奖，江西省医学科技奖二等奖。擅长糖尿病、甲状腺疾病、肥胖及其他疑难内分泌疾病的诊治。

熊燕　南昌大学第二附属医院内分泌代谢学科教研室副主任、内分泌代谢科主任医师、副教授、博士研究生导师。中国中西医结合学会内分泌专业委员会委员，中国中西医结合学会内分泌专业委员会糖尿病肾病专家委员会委员，中国中西医结合学会内分泌专业委员会甲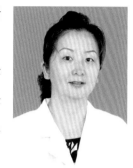状腺专家委员会委员，江西省中西医结合学会内分泌专业委员会常委，江西省医学会糖尿病学分会委员、秘书长，江西省研究型医院学会内分泌分会肾上腺学组组长，江西省研究型医院学会糖尿病分会常委，江西省研究型医院学会中西医结合内分泌学分会常委，江西省保健学会内分泌学分会常委。擅长糖尿病、甲状腺、垂体、肾上腺疾病、高血压、低钾血症、痛风、脂肪肝、骨质疏松、月经失调、多囊卵巢等的诊治。

前 言

近年来，内分泌代谢学科飞速发展，新理论、新知识、新技术不断涌现，对内分泌代谢科专业医师的知识更新提出了新的挑战；同时在临床多个学科均可能遇到伴随有内分泌代谢性疾病的患者需要处理，因此也给普及本学科的知识提出了更高的要求。

不少内分泌代谢性疾病大型参考书相继问世，加上大量的讲述本领域专病的专著，为促进我国内分泌学事业的发展贡献良多。但是要系统地通读这些大型参考书，显然非一日之功。

我们组织编写了这本《南昌大学第二附属医院内分泌代谢科病例精解》。从内分泌代谢科临床实战出发，围绕"接诊时患者的主诉；初步的体格检查；进一步的实验室或特殊检查；初步诊断；初步的治疗方案；治疗过程中遇到的新问题；治疗过程中治疗方案的调整；治疗过程中需要注意的问题；出院后的随访；以及病例经验和教训的总结"等展开内容。侧重点不仅仅是对病史、体格检查、辅助检查结果的分析，还着重为读者展现了作者逐步获取这些诊疗信息的思维过程。本书旨在提高我国医学生、中青年医师及基层医师如何在医疗实践中应用科学的思维去分析、研判患者的病情。

本书的作者既包括有坚实理论基础和丰富实践经验的内分泌代谢性疾病的资深专家，又组织了一批年富力强、思想活跃的中青年骨干。他们通过病例分析，探索全新的治疗理念。这本书对中青年医师及基层医师而言，是一册可以开阔思路的参考书。我

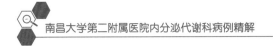

们希望通过自己的努力，使得本书既能够切实帮助本专业初级、中级医师及基层医师和其他专业同道解决内分泌常见、疑难和易忽略的临床问题，亦可为高年资医师提供一点借鉴。当然，我们也清楚地知道本书可能会存在一些不足之处，在此也恳请各位读者不吝赐教，以兹改进。

赖晓阳

2020 年 3 月 25 日

目　录

第一章
垂体篇

病例1 成人特发性孤立性促肾上腺皮质激素缺乏症1例

病历摘要

患者，男，61岁。

[主诉] 乏力2年，发热7天，恶心、呕吐、腹胀4天。

[现病史] 患者于2年前无明显诱因开始出现乏力，检查发现血钠轻度降低（具体不详），进食咸食后能缓解，未予药物治疗，上述症状反复出现。7天前出现发热，最高达39.4 ℃，伴咳嗽、咳少量黄痰，当地医院CT提示肺部感染，予以抗炎对症处理后发热消退。

笔记

4天前出现恶心、呕吐、腹胀，每天呕吐约10次，呕吐物为胃内容物，无腹痛、腹泻等不适，立即就诊于我院急诊科，完善相关辅助检查。血电解质：钠 106.95 mmol/L ↓（正常值 136～148 mmol/L），氯 83.24 mmol/L ↓（正常值 96～108 mmol/L），钙 1.95 mmol/L ↓（正常值 2.08～2.6 mmol/L）；甲状腺功能：游离三碘甲腺原氨酸（free triiodothyronine，FT_3）、游离甲状腺素（free thyroxine，FT_4）正常，促甲状腺激素（thyroid-stimulating hormone，TSH）6.038 mIU/L ↑（正常值 0.55～4.78 mIU/L）。因严重低钠血症收入我科治疗。

[既往史] 有急性胰腺炎、溃疡性结肠炎、支气管扩张、低钠血症、性功能减退症及甲状腺功能减退病史。目前长期使用左甲状腺素钠片 50 μg，每天 1 次。2年前体检发现肺部阴影，后考虑为非结核分枝杆菌肺病（鸟分枝杆菌），予以相关治疗后病情稍好转。无其他特殊病史。

[个人史] 无疫水接触史，生活居住环境一般，无烟酒嗜好，否认吸毒史和冶游史。

[家族史] 无家族遗传疾病及类似疾病史。

[入院查体] 体温 36.0 ℃，脉搏 62 次/分，呼吸 20 次/分，血压 96/60 mmHg。体型消瘦，神志清楚，精神差，体表及腋窝毛发稀少，面色苍白，皮肤未见明显色素沉着、白斑，全身浅表淋巴结未触及肿大。心率 62 次/分，心律齐，未闻及杂音及心包摩擦音，双肺呼吸音粗，双下肺可及少许湿性啰音，未闻及胸膜摩擦音。腹软，无压痛及反跳痛，肝、脾未触及，全腹叩诊鼓音，移动性浊音阴性，肠鸣音 4 次/分。双下肢无水肿。病理征阴性，脑膜刺激征阴性。

[实验室检查]　血常规：白细胞（white blood cell，WBC）

3.19×10^9/L，血红蛋白（hemoglobin，Hb）96 g/L，淋巴细胞 33.8%，

嗜酸性粒细胞 7.6%；肝功能、肾功能：正常；尿常规：pH 6.0，尿

比重 1.020；血气分析：pH 7.34 ↓（正常值 7.35 ～ 7.45），碱剩余

–7.6 mmol/L ↑（正常值 –2 ～ 2 mmol/L），HCO_3^- 16.8 mmol/L ↓（正

常值 22 ～ 26 mmol/L），PCO_2 31.7 mmHg ↓（正常值 35 ～ 45 mmol/L）；

大便常规及潜血试验：正常；B 型脑钠肽：235.46 pg/mL（正常值 0 ～

100 pg/mL）；胰腺功能：淀粉酶 98.42 U/L（正常值 0 ～ 95 U/L），

脂肪酶 333.24 U/L（正常值 0 ～ 190 U/L）；痰涂片抗酸染色：阴性；

肿瘤四项：CA 199 148.20 U/mL（正常值 0 ～ 37 U/mL）。糖化血红

蛋白（glycosylated hemoglobin，HbA_{1c}）：正常。

血电解质：钠 119.92 mmol/L ↓（正常值 136 ～ 148 mmol/L），

氯 96.21 mmol/L ↓（正常值 96 ～ 108 mmol/L），钙 1.92 mmol/L ↓（正

常值 2.08 ～ 2.6 mmol/L）；尿电解质：钾 6.27 mmol/L ↓（正常值

25 ～ 100 mmol/L），钠 106.8 mmol/L ↓（正常值 130 ～ 260 mmol/L），

氯 119.1 mmol/L ↓（正常值 170 ～ 250 mmol/L），钙 1.5 mmol/L ↓

（正常值 25 ～ 38 mmol/L）；血渗透压：230 mOsm/kg（正常值

280 ～ 310 mmol/L）。

免疫系列：正常；免疫球蛋白：正常；甲状腺过氧化物抗体、

甲状腺球蛋白抗体、促甲状腺激素受体抗体：正常。性激素六项：

正常；生长激素（growth hormone，GH）：正常；甲状腺激素

（thyroid hormone，TH）：FT_3、FT_4 正常，TSH 6.038 mIU/L ↑（正

常值 0.55 ～ 4.78 mIU/L）；卧立位醛固酮试验：正常；促肾上腺皮

质激素（adrenocorticotropic hormone，ACTH）– 皮质醇（cortisol，

COR）节律见表 1-1。

笔记

表 1-1　促肾上腺皮质激素 – 皮质醇节律

项目	8：00	16：00	0：00
血 F 节律（μg/μL） （空腹参考值 4.3 ～ 22.4 μg/μL）	1.96	2.11	2.04
血 ACTH 节律（pg/mL） （空腹参考值 6.0 ～ 40 pg/mL）	0.50	0.73	1.25

[影像学检查]　甲状腺超声：未见异常。肺部 CT：两肺感染，两侧胸腔积液，肺气肿。腹部 CT：未见异常。垂体 MRI 增强扫描：未见异常。肾上腺 CT：未见异常。

[其他检查]　心电图：窦性心律。

[诊断]　成人特发性孤立性促肾上腺皮质激素缺乏症（adult idiopathic isolated ACTH deficiency，AIIAD），甲状腺功能减退症，肺部感染，电解质紊乱。

[治疗经过]　入院后患者咳嗽、咳痰、两肺感染，给予氧氟沙星抗感染治疗；患者 ACTH 及皮质醇低下，给予泼尼松治疗，患者低钠、低氯、恶心、呕吐、腹胀明显、不能进食、烦躁，给予浓钠、葡萄糖酸钙对症及护胃营养支持治疗，但血钠升高不明显，加用氢化可的松 50 mg 静脉持续滴注 3 天后，恶心、腹胀、乏力症状及精神、食欲较前明显好转，可逐渐进食，低钠血症纠正；后续更改激素方案为氢化可的松 5 mg（8：00）、2.5 mg（16：00），左甲状腺素钠片 50 mg、每天 1 次，出院。

[治疗转归]　出院后随访，患者电解质、甲状腺功能正常。3 个月后复查皮质醇节律仍然低下，但无明显症状。

笔记

📋 病例分析

AIIAD 罕见，其临床特征为继发性肾上腺皮质功能减退，垂体除了 ACTH 分泌减少以外，其他激素分泌正常，垂体结构没有异常，不能以糖皮质激素使用史及 ACTH 垂体瘤剔除术等常见单纯垂体 ACTH 缺乏的原因解释，是继发性肾上腺皮质功能减退症的特殊类型。AIIAD 的病因、发病机制尚不十分清楚，可能为外伤、放射损伤、炎症、浸润、自身免疫等所致，也有基因突变方面的报道，但推测其与自身免疫关系最为密切，支持免疫机制参与的依据如下。①在 AIIAD 或淋巴细胞性垂体炎患者中检测到针对垂体蛋白的相关抗体；② AIIAD 常与许多自身免疫性疾病共存，包括 1 型糖尿病（diabetes mellitus，DM）、特发性血小板减少性紫癜、溃疡性结肠炎、克罗恩病、局灶性节段性肾小球硬化症，以及迟发性性腺功能减退等；③常伴有自身免疫性甲状腺疾病，如原发性甲状腺功能减退、桥本甲状腺炎、Graves 病、无痛性甲状腺炎。上述疾病在糖皮质激素替代治疗后部分或全部得到缓解。

1. 临床表现

AIIAD 的临床表现多样且非特异，如乏力、恶心、体重下降及易发生低血糖等，临床上常易漏诊和误诊。病情多不危急，但不能得到及时诊断和治疗时也很容易出现危及生命的现象。综合本病例所述患者临床特点及文献报道，总结 AIIAD 临床特征如下。①发病年龄多数为 40 岁以上，发病之前无糖皮质激素使用史，生长发育正常；②起病隐匿且非特异，多以乏力、消瘦起病，需反复多次诊治；③皮肤无色素沉着；④临床上男性可出现性功能减退，女性可出现月经紊乱，但性激素检查均正常；⑤低钠血症常见，高钾血症少见；⑥血淋巴细胞和嗜酸性粒细胞容易增高；⑦血浆 ACTH、皮质醇水平明显降低，但垂体其他激素轴系包括促甲状腺激素、促性腺激素和生长激素等均正常；⑧常伴有甲状腺疾病或自身抗体阳性；⑨常伴有其他全身性自身免疫性疾病，糖皮质激素替代治疗可缓解；⑩垂体 MRI 未见异常或呈空泡蝶鞍；⑪无器质性病变所致的垂体 ACTH 分泌异常。AIIAD 的诊断可参照上述临床特征。实际上对任何不能解释的低钠血症、乏力、体重下降均应该考虑该病。

2. 诊断

诊断中关键的步骤是垂体 – 肾上腺轴的功能评估。首先需要确定是否是肾上腺皮质功能减退，其次确定是否是继发性肾上腺皮质功能减退，最后除外垂体其他激素功能减退。检测清晨血皮质醇水平通常是诊断步骤的第一步。< 3 μg/dL 可确诊为肾上腺皮质功能减退，> 18 μg/dL 则可除外，3 ～ 18 μg/dL 时需要行低血糖兴奋试验或胰升血糖素刺激试验进一步评估。血 ACTH 水平和延长 ACTH 刺激试验有助于鉴别原发性和继发性肾上腺皮质功能减退，继发性功能减退患者 ACTH 水平降低，肾上腺皮质醇对 ACTH 刺激呈现延迟反应。除了 ACTH 分泌缺陷外垂体其他激素分泌正常，同时垂体影像学检查没有发现器质性病变，且不能为以外源性糖皮质激素、ACTH 垂体瘤剔除术后等所致垂体 ACTH 功能减退所解释，是一种特殊类型的继发性肾上腺皮质功能减退，属于单纯性 ACTH 缺乏症的一种。

3. 鉴别诊断

1）原发性肾上腺皮质功能减退（Addison 病）：又称艾迪生病，

笔记

是由肾上腺皮质功能低下引起的一种全身性疾病，表现为血压低、纳差、全身乏力，实验室检查可见低钠、低氯等，但其皮肤及黏膜色素沉着、ACTH升高等可资鉴别。

2）席汉综合征：产后大出血，尤其是伴有长时间的失血性休克，使垂体前叶组织缺氧、变性坏死，继而发生纤维化，最终导致垂体前叶功能减退的综合征，可出现全垂体及其靶腺激素的减退，亦可出现乏力、纳差、恶心、呕吐等临床表现及低钠血症的实验室检查结果，但明确的产后大出血病史及其他垂体激素、靶腺激素的分泌异常可资鉴别。

3）其他原因导致的垂体及肾上腺皮质功能减退的疾病：能找到其他明确因素导致的肾上腺皮质功能减退。

专家点评

经PubMed数据库检索，共有28篇家族性先天性肾上腺皮质AIIAD的病例报道。1954年，Steinberg首次报道患者出现全身疲劳、体重减轻和低血糖，这些患者在补充ACTH后有所改善。结合本例患者的如下特征：①61岁老年男性，反复乏力，消瘦，多次辗转就诊；②患者有长期低钠血症病史，此次于感染、高热后诱发症状加重，临床表现为恶心、呕吐、腹胀等消化道症状，实验室检查为严重且顽固的低钠血症；③嗜酸性粒细胞升高；④长期甲状腺功能减退，补充甲状腺激素治疗；⑤既往患有与免疫相关的疾病——溃疡性结肠炎、鸟分枝杆菌病；⑥皮肤苍白，体表及腋窝毛发稀少，性功能减退，但性激素正常；⑦患者清晨空腹血清皮质醇水平1.96 μg/μL，为肾上腺皮质功能减退，ACTH低于正常值表现为继发性肾上腺皮质功能减退，其他垂体激素分泌正常，而患者垂体及肾上腺影像学正常且其他垂体激素及靶腺激素水平正常；⑧垂体、肾上腺检查及甲状腺自身抗体阴性；⑨患者既往无糖皮质激素使用史，使用激素后症状迅速改善；⑩无其他疾病导致的ACTH异常。与前述孤立性ACTH缺乏症特点高度相符，因此患者最后诊断为典型AIIAD。肾上腺皮质功能减退可出现低血糖、低血压及低钠血症等表现，并以其中某一改变为主要临床发病特点，本例患者即以低钠血症为主要临床特点。

AIIAD起病隐袭，症状不典型，临床上漏诊、误诊率极高，对任何不能解释的低钠血症、乏力、体重下降应该考虑该病。充分认识其临床特征有助于提高临床诊断率，减少漏诊、误诊。

本病发病率较低，临床上不常见，要想提高对本病的诊断率，首先要提高临床医师对本病的认识。对该病的诊断首先需要确定是肾上腺皮质功能减退，其次确定是继发性功能减退，最后除外垂体其他激素功能减退。在治疗方面AIIAD与原发性慢性肾上腺皮质功能减退症相似，采用肾上腺皮质激素替代治疗。ACTH替代治疗应该是更生理的治疗方式，但因其受到给药途径、治疗效果等影响，临床应用困难。如遇有应激状态时，应加大剂量。

参考文献

1. ANDRIOLI M，PECORI G M，CAVAGNINI F. Isolated corticotrophin deficiency. Pituitary，2006，9（4）：289-295.

2. MELMED S，POLONSKY K S，LARSEN P R，et al. Williams textbook of endocrinology. 12th ed. the United States：Elsevier Saunders，2011.

3. GUO Q，LU J，MU Y，et al. Adult idiopathic isolated ACTH deficiency：a short series and literature review. Neuro Endocrinol Lett，2013，34（7）：693-700.

4.　郭清华，陈康，陆菊明，等 . 成人特发性孤立性 ACTH 缺乏症三例临床分析并文献复习 . 中华内分泌代谢杂志，2014，30（1）：38-43.

5.　STEINBERG A，SHECHTER F R，SEGAL H I. True pituitary Addison's disease，a pituitary unitropic deficiency；fifteen-year follow-up. J Clin Endocrinol Metab，1954，14（12）：1519-1529.

（刘建萍　赖晓阳）

笔记

病例 2　Houssay 综合征 1 例

病历摘要

患者，女，45 岁。

[主诉]　头晕乏力、怕冷、闭经 20 年，昏迷半小时。

[现病史]　20 年前口干多饮、多尿、多食、消瘦，在我院查空腹血糖（fasting blood glucose，FBG）15 mmol/L，诊断为 2 型糖尿病，口服消渴丸及盐酸苯乙双胍治疗，症状缓解，体重增加。18 年前突然出现头痛、发热伴左眼视力丧失及口角歪斜，在外院经治疗后症状体征消失，诊断不明。此后渐感头晕、乏力、食欲下降，自认为与口服降糖药有关而停药，停药后无口干、多饮、多尿症状，监测血糖正常，但感头晕乏力症状加重，体重进行性下降、怕冷、闭经、毛发脱落，不能胜任日常家务劳动，冬季加重。多次因受凉后出现腹泻、恶心、呕吐，继而意识丧失，在外院查血糖降低并给予一般低血糖处理。此次又因受凉后腹泻、呕吐、昏迷半小时入院。查血糖 1.89 mmol/L。予 50% 葡萄糖注射液静推后神志恢复，监测血糖明显升高，最高达 17.8 mmol/L。但停用葡萄糖注射液静推或点滴后又出现低血糖反应。

[既往史]　否认肝炎、结核病史。

[婚育史]　育有 1 子 1 女，产后无大出血。

[家族史]　无家族遗传病史。

[入院查体]　体温 36.8 ℃，脉搏 80 次 / 分，呼吸 20 次 / 分，血压 90/58 mmHg。神志清，精神萎靡、面色苍白、反应迟钝，甲状

腺不大，全身毛发脱落，乳房、外阴萎缩，心、肺未闻及异常，肝、脾未触及肿大，双下肢轻度水肿。

［实验室检查］ 血常规：白细胞 4.5×10^9/L［正常值（$3.5 \sim 9.5$）$\times 10^9$/L］，血红蛋白 92 g/L（正常值 130 $\sim$ 175 g/L）。肝肾功能及电解质正常。性腺激素六项：卵泡刺激素（follicle- stimulating hormone，FSH）24.4 IU/L（正常值 20 $\sim$ 312 IU/L），黄体生成素（luteinizing hormone，LH）16.64 IU/L（正常值 41 $\sim$ 210 IU/L），雌二醇（estradiol，E_2）18.63 μg/L（正常值 1 $\sim$ 31 μg/L），睾酮（testosterone，T）< 0.1 μg/L（正常值 0.2 $\sim$ 2.4 μg/L），生长激素 2.2 ng/mL（正常值 < 8 ng/mL），促肾上腺皮质激素 2 pg/mL（正常值 < 37 pg/mL）。入院当天 8：00 血皮质醇 3.0 μg/dL（正常值 3.5 $\sim$ 20.2 μg/dL），16：00 血皮质醇 2.2 μg/mL（正常值 3.09 $\sim$ 16.66 μg/dL），0：00 血皮质醇 1.6 μg/dL。甲状腺激素：总三碘甲腺原氨酸（total triiodoth-yronine，TT_3）< 0.2 ng/mL（正常值 0.69 $\sim$ 1.82 ng/mL），总甲状腺素（total thyroxine，TT_4）17.9 μg/mL（正常值 42.32 $\sim$ 98.6 ng/mL），游离三碘甲腺原氨酸 < 0.2 pg/mL（正常值 0.68 $\sim$ 2.32 pg/mL），游离甲状腺素 1.81 pg/mL（正常值 3.83 $\sim$ 8.2 pg/mL），促甲状腺激素 0.48 μIU/mL（正常值 0.75 $\sim$ 2.58 μIU/mL）。

［影像学检查］ 垂体 CT 未见异常。

［诊断］ Houssay 综合征。

［治疗经过］ 住院期间予肾上腺皮质激素及甲状腺激素替代治疗，患者一般情况迅速好转。但在超生理剂量肾上腺皮质激素治疗期间出现尿糖，改为生理替代治疗剂量后尿糖阴性，血糖正常。

病例分析

Houssay 综合征又称糖尿病消失综合征，系 Houssay 于 1930 年首先提出的，其特点是在糖尿病合并垂体功能低下时，糖尿病自行缓解，对胰岛素敏感性增加，甚至出现低血糖反应。Houssay 现象是指去胰腺动物切除垂体后出现低血糖和对胰岛素的敏感性明显增加。Houssay 现象和 Houssay 综合征的病理生理基础是相似的。垂体生长激素有拮抗胰岛素作用，而垂体分泌的 ACTH 和 TSH 通过刺激靶腺分泌可的松和甲状腺激素致使糖异生增多、肝糖原贮存增加、肝糖输出增多，以及周围组织对葡萄糖利用减少，这些都可使血糖升高，直接或间接地拮抗胰岛素作用。当糖尿病合并垂体功能低下时，拮抗激素减少，机体对胰岛素敏感性增强，使血糖下降。停用胰岛素或口服降糖药也使血糖维持在较低水平，严重时可发生低血糖昏迷。垂体前叶功能低下的原因多为以下几种。①产后大出血，脑垂体坏死 -Sheehan 综合征；②全身性肉样瘤病，垂体受累及，垂体周围浸润；③全身动脉硬化等。少数原因不明。糖尿病的血管损害引起垂体的梗死可能是其重要的病理基础。

专家点评

Houssay 综合征临床表现复杂多变，但乏力、怕冷、性功能减退及胰岛素敏感性增加等较为多见，少数有体位性低血压，一般预后不佳，死亡率甚高，多数患者死于低血糖、休克或各种继发感染。但该病如能及早发现，谨慎使用降血糖药物，并适量补充肾上腺皮质激素、甲状腺素和性激素，防止低血糖和继发感染的发生，其预后良好。

参考文献

1. 钱宗薇.垂体功能减退性糖尿病综合征 // 刘新民.实用内分泌学.2 版.北京：人民军医出版社，1997：54.

2. 周仁,王风楼,马中书,等.Houssay综合征一例报告.中国糖尿病杂志,1998,6(1)：59.

3. 林丽蓉，林文涛，余满松.Houssay 综合征 // 林丽蓉，林文涛，余满松.医学综合征大全.北京：中国科学技术出版社，1994：441.

（张美英）

笔记

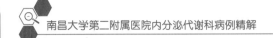

病例 3 卡尔曼综合征 1 例

病历摘要

患者，女，18 岁。

[主诉] 原发性闭经伴身材矮小、嗅觉减退 6 年。

[现病史] 因"原发性闭经伴身材矮小、嗅觉减退 6 年"入院，18 岁身高 141 cm，体重 35 kg。患者从 6 年前开始持续至今未来月经，且伴有身材矮小、乳房无发育、嗅觉减退，无明显智力下降、发育畸形，患者于 2016 年至江西省某医院就诊，予以药物治疗（具体用药不详，每半个月口服 1 次）2 个月，其间月经来潮 2 次，此后再服药无月经出现，遂停止治疗，此后未再就诊。患者为求进一步治疗于 2018 年 8 月至我院门诊就诊。患者起病以来精神、饮食、睡眠可，大小便正常，近期体重无明显变化。体温 36.4 ℃，脉搏 50 次 / 分，呼吸 18 次 / 分，血压 86/50 mmHg。发育异常，身材矮小，神志清楚，双肺呼吸音清，双肺未闻及明显干湿性啰音及胸膜摩擦音。心率 50 次 / 分，心律齐，心音正常。腹软，无压痛，双下肢无水肿。

[既往史] 患者既往身体一般。左耳先天性失聪。否认高血压、糖尿病、冠心病、肾病病史。否认肝炎、结核病传染性疾病史。否认其他疾病史。否认手术、外伤及输血史。否认药物、食物过敏史。

[个人史] 生于原籍，久居本地，否认疫区、疫水接触史。否认毒物、放射性物质接触史。否认烟酒嗜好。

[婚育史] 未婚未育。

[月经史] 原发性闭经，2016 年口服药物 2 个月，期间来 2 次月经。

［家族史］ 否认家族及遗传病史。

［实验室检查］ 2018 年 8 月 29 日门诊血清生长激素测定（0 分钟）：生长激素 0.61 ng/mL。性腺激素六项：卵泡刺激素 0.35 mIU/mL，黄体生成素＜ 0.07 mIU/mL，雌二醇＜ 11.80 pg/mL。游离甲状腺激素：超敏促甲状腺激素 10.242 mIU/L。

2018 年 9 月 21 日戈那瑞林兴奋试验结果如下（表 3-1）。

表 3-1 戈那瑞林兴奋试验结果

戈那瑞林兴奋试验时间 （min）	黄体生成素 （mIU/mL）	卵泡刺激素 （mIU/mL）
0	0.10	＜ 0.30
15	1.33	1.24
30	1.70	3.69
60	1.92	4.57
90	1.36	4.76
120	0.88	4.59

外周血染色体检查：核型 46，XX。

［影像学检查］ 腕关节正位数字 X 射线成像（digital X-ray imaging，DR）：大致等于 12 岁女性骨龄（图 3-1）。妇科彩超（子宫附件膀胱周围组织）：青春期前子宫，盆腔少量积液，双侧附件区未见明显异常；子宫前位，宫体大小 21 mm×13 mm×9 mm，内膜厚约 2 mm；左侧卵巢大小 27 mm×13 mm×9 mm，左侧卵泡有 3 个，较大的约 4.5 mm×3.0 mm；右侧卵巢大小 27 mm×14 mm×9 mm，右侧卵泡有 4 个，较大的约 3.5 mm×3 mm。垂体 MRI 平扫＋增强扫描：蝶鞍形态、大小未见明显异常；垂体上、下缘平坦，高 6 ～ 7 mm（图 3-2）。双肾上腺 CT 平扫＋增强扫描：双肾上腺未见明显异常 CT 征象。胸部正位 DR：胸部未见明显异常 X 线征象。

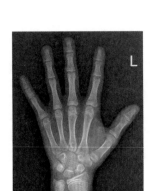

图 3-1　骨龄测试

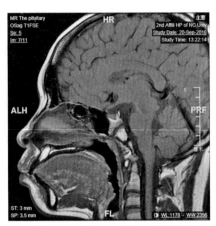

图 3-2　垂体 MRI 平扫 + 增强扫描

[其他检查]　纯音听阈：左耳极重度感音神经性聋，右耳听阈正常。

髋关节骨密度、腰椎骨密度测量：骨质疏松。

动态心电图检查：监测动态心电图 20 小时 51 分钟。全天平均心室率稍慢；间歇性窦性心律不齐；偶发房性期前收缩，偶呈连发；心率变异性稍高于正常范围。常规心电图：窦性心动过缓；T 波改变。

[治疗经过]　患者于 2016 年至江西省某医院就诊，予以药物治疗（具体用药不详，每半个月口服 1 次）2 个月，其间月经来潮 2 次，此后再服药无月经出现，遂停止治疗，此后未再就诊。患者为求进一步治疗于 2018 年 8 月至我院门诊就诊，诊断为"低促性腺激素性性腺功能低减"，给予戊酸雌二醇 0.5 mg、每日 1 次治疗。

[诊断]　低促性腺激素性性腺功能减退。

[随访与预后]　前 2 年每 2 ～ 3 个月随访 1 次，此后 6 ～ 12 个月随访 1 次，观察乳腺和子宫大小变化。

病例分析

先天性下丘脑促性腺激素释放激素（gonadotropin-releasing hormone，GnRH）神经元功能受损，以及 GnRH 合成、分泌或作用障碍，导致垂体分泌促性腺激素减少，进而引起性腺功能减退，称为特发性低促性腺激素性性腺功能减退症（idiopathic hypogonadotrpic hypogpnadism，IHH），又称为先天性低促性腺激素性性腺功能减退症。临床根据患者是否合并嗅觉障碍将 IHH 细分为两大类：伴有嗅觉受损者称为卡尔曼综合征（Kallmann syndrome）；嗅觉正常者，称为嗅觉正常的 IHH（normosmic IHH，nIHH）。国外数据显示，IHH 总体发病率为（1 ～ 10）/ 100 000，男女比例为 5 ： 1。

1. 临床表现

①第二性征不发育和配子生成障碍：男性表现为童声、小阴茎、无阴毛生长、小睾丸或隐睾、无精子生成；女性表现为乳腺不发育、幼稚外阴和原发闭经。②骨骺闭合延迟，上部量 / 下部量＜ 1，指间距＞身高，易患骨质疏松症。③嗅觉障碍：因嗅球和嗅束发育异常，40% ～ 60% 的 IHH 患者合并嗅觉减退甚至丧失，不能识别气味。④其他表现：面中线发育缺陷，如唇裂、腭裂，孤立肾，短指（趾）、并指（趾）畸形，骨骼畸形或牙齿发育不良，超重和肥胖，镜像（连带）运动等。

2. 诊断

男性骨龄＞ 12 岁或发育年龄≥ 18 岁尚无第二性征出现和睾丸体积增大，睾酮水平≤ 3.47 nmol/L，且促性腺激素（卵泡刺激素和黄体生成素）水平低或正常，拟诊断本病；女性到发育年龄 14 岁尚无第二性征发育和月经来潮，雌二醇水平低以及促性腺激素水平低或正常，且找不到明确病因者，拟诊断本病。因青春发育是一个连续变化的动态过程，因此 IHH 的诊断需综合考虑年龄、第二性征、性腺体积、激素水平和骨龄等诸多因素。年龄至 14 岁仍无青春发育的男性，应进行青春发育相关检查。对暂时难以确诊者，应随访观察到 18 岁以后，以明确最后诊断。戈那瑞林兴奋试验，静脉注射戈那瑞林 100 μg，0 min 和 60 min 时测定 LH 水平。对于男性，60 min 时 LH ≥ 8 IU/L，提示下丘脑 – 垂体 – 性腺轴启动或青春发育延迟。对于女性，60 min 时 LH ≥ 18 IU/L，提示性腺轴功能完全启动；60 min 时 LH ＜ 6 IU/L，提示性腺轴未启动，可诊断 IHH；60 min 时 LH 在 6 ～ 18 IU/L，提示性腺轴功能部分受损。曲普瑞林兴奋试验，肌内注射曲普瑞林 100 g，0 min 和 60 min 时测定 LH 水平。对于男性，60 min 时 LH ≥ 12 IU/L 提示下丘脑 – 垂体 – 性腺轴完全启动或青春发育延迟；60 min 时 LH ≤ 4 IU/L 提示性腺轴未启动，可诊断为 IHH。60 min 时 LH 在 4 ～ 12 IU/L 正常，提示性腺轴功能部分受损，需随访观察。

3. 鉴别诊断

①多种垂体前叶激素分泌障碍：除下丘脑 – 垂体 – 性腺轴功能受损外，可同时存在一种或多种其他垂体前叶激素分泌缺陷；②体质性青春发育延迟；③营养状态对青春发育的影响；④慢性系统性疾病对青春发育的影响：肾病综合征、严重甲状腺功能减退症、肝硬化、炎症性肠病等可致功能性青春发育延迟；⑤合并有性腺轴功能减退的各种遗传性疾病或综合征：常见的有 Prader-Willi 综合征，表现为极度肥胖和 IHH；⑥部分性 IHH；⑦儿童期 IHH；⑧高促性腺激素性性腺功能减退症：各种原因导致的原发性性腺发育不良或

功能衰竭，辅助检查提示性激素水平降低和促性腺激素水平明显升高。如女性 Turner 综合征（典型核型 45，XO），以矮小、多痣、肘外翻等多种畸形和青春期不发育为特征；男性 Klinefelter 综合征（典型核型 47，XXY）。

4. 治疗

（1）男性 IHH 治疗：目前治疗方案主要有 3 种，包括睾酮替代治疗、促性腺激素生精治疗和脉冲式 GnRH 生精治疗。3 种方案可根据患者下丘脑 – 垂体 – 性腺轴的功能状态以及患者的年龄、生活状态和需求进行选择，并可互相切换。雄激素替代治疗可促进男性化，使患者能够完成正常性生活和射精，但不能产生精子；促性腺激素治疗可促进自身睾丸产生睾酮和精子；脉冲式 GnRH 治疗通过促进垂体分泌促性腺激素而促进睾丸发育。

（2）女性 IHH 治疗：无生育需求时，予周期性雌、孕激素联合替代治疗，促进第二性征发育。有生育需求时，可行促性腺激素促排卵治疗或脉冲式 GnRH 治疗。

专家点评

先天性低促性腺激素性性腺功能减退症发病率低，在临床上不常见，总体发病率为（1 ~ 10）/100 000，且易与其他疾病相混淆，不易诊断。本例患者为 18 岁女性，因"原发性闭经伴身材矮小、嗅觉减退 6 年"入院，身高 141 cm，体重 35 kg。患者从 6 年前开始持续至今未来月经，且伴有身材矮小、乳房无发育、嗅觉减退，无明显智力下降、发育畸形。患者体征与临床表现无特异性，常规的辅助检查如生化检查、妇科彩超、动态心电图检查、垂体 MRI、肾上

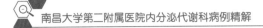
腺 CT、胸部正位 DR 等无阳性发现，无法给诊断带来明确的证据。最终通过戈那瑞林兴奋试验和腕关节正位 DR 测定骨龄，再联系患者的症状和体征，最终确证为伴有嗅觉受损的先天性低促性腺激素性性腺功能减退症，即卡尔曼综合征，可见 IHH 的诊断需要联系多方面。综合考虑，全面掌握 IHH 的临床表现、体征诊断及鉴别诊断等，对临床医师的要求很高。该疾病的治疗针对性很强，患者性别、是否有生育需求、年龄、生活状态及身体状况都是影响因素。目前治疗方案主要有 3 种，包括睾酮替代、促性腺激素生精治疗和脉冲式 GnRH 生精治疗。及时恰当的治疗预后较好，若该疾病没有得到及时的诊断而延误治疗，对患者的健康及生活影响极大，故需要引起临床医师的高度重视。

（沈云峰）

病例 4　孤立性 ACTH 缺乏症、低血糖首发 1 例

病历摘要

患者，女，30 岁。

[主诉]　反复恶心、呕吐 20 余天，神志不清 2 天。

[现病史]　患者自诉 20 天前无明显诱因出现恶心、呕吐，每天 3～4 次，进食后加重，为胃内容物，非喷射性。无腹痛、腹泻，无寒战、发热，在当地卫生院输液治疗（具体不详）后缓解。后上述症状再发并加重，遂在进贤县某医院就诊，测血糖为 2.28 mmol/L，行腹部彩超提示"胆汁淤积"，给予相关治疗（具体不详）后症状再次缓解。入院前一日早上患者在家被家属发现无法唤醒、神志不清，伴牙关紧闭、四肢发冷，无口吐白沫，无四肢抽搐，无大小便失禁，遂立即送往当地医院测血糖，结果为 2.3 mmol/L，给予静脉输注葡萄糖，1 小时余后患者逐渐清醒、意识恢复，于今晨无明显诱因再次出现上述症状，血糖为 2.5 mmol/L，给予相同处理后意识恢复，今为求进一步治疗遂来我院，门诊拟"低血糖症"收入我科住院。患者自起病以来，精神、睡眠一般，食欲差，大小便正常，体重约下降 1.5 kg。

[既往史]　否认冠心病、高血压、糖尿病、慢性支气管炎等慢性病史，否认肝炎、结核等传染病史；无手术外伤史，无食物、药物过敏史。

[个人史]　出生并生长于原籍，无传染病流行地区旅游史，无烟酒不良嗜好，否认毒品、工业毒物、放射性物质接触史，否认"含巯基药物"应用史。

[月经史]　初潮 13 岁，每次持续 3 天，周期 40 天，末次月经时间 2018 年 6 月 20 日，月经量中等，颜色正常，无血块、无痛经史。

[婚育史]　已婚已育，育有 1 子，配偶及子女均体健。

[家族史]　父亲患 2 型糖尿病。

[入院查体]　体温 36.0 ℃，脉搏 98 次 / 分，呼吸 18 次 / 分，血压 84/68 mmHg。自主体位，步入病房，神志清楚，查体合作，全身皮肤黏膜无黄染及出血，毛发正常，甲状腺未触及肿大，两肺呼吸音清，未闻及干湿性啰音，心率 98 次 / 分，心律齐，腹软，无压痛、反跳痛，双下肢无水肿，脊柱四肢发育正常，四肢肌力 5 级，病理征阴性。

[实验室检查]　血常规：正常，血红蛋白 111 g/L；肝功能、肾功能、血脂：正常；电解质：正常（K^+ 4.25 mmol/L，Na^+ 138.98 mmol/L）；HbA_{1c}：5.2%；口服葡萄糖耐量试验（oral glucose tolerance test，OGTT）和同步胰岛素释放试验结果见表 4-1；肿瘤四项：正常；尿液分析：正常；粪便常规 + 潜血：正常。

表 4-1　葡萄糖耐量试验和同步胰岛素释放试验

时间（min）	血糖（mmol/L）	胰岛素（μU/mL）	胰岛素释放指数
0	3.22	1.14	0.02
60	5.48	9.21	0.09
120	4.82	14.84	0.17
180	4.21	8.77	0.12

注：胰岛素释放指数为血浆胰岛素（mU/L）与同一标本测定的血糖值（mg/dL）之比。＜ 0.3 为正常，＞ 0.4 为异常，胰岛素瘤患者常＞ 1.0。

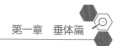

内分泌激素检查如下（表4-2、表4-3）。

表4-2 患者部分拮抗激素检查结果

FPG（mmol/L）	GH（ng/mL）	血清皮质醇（μg/dL）	ACTH（pg/mL）	甲状腺激素
3.22	0.46（0.06～5）	8：00＜0.5 16：00＜0.5 0：00＜0.5	4.75（6～40）	FT₃、FT₄ 正常 TSH 正常 （4.603 mIU/L）

表4-3 性腺激素检查结果

性腺激素	检查结果	正常值
FSH	6.44 mIU/mL	2.5～10
LH	7.15 mIU/mL	4.9～13
雌二醇	52.95 pg/mL	19.5～144.2
孕酮	0.88 ng/mL	0.15～1.4
睾酮	＜10 ng/dL	14～76
泌乳素	18.85 ng/mL	2.8～29.2

［影像学检查］ 胸部 X 线片：未见异常；腹部彩超：肝、胆、胰、脾、双肾未见明显异常；垂体 MRI：空泡蝶鞍（图4-1）。

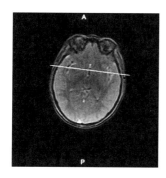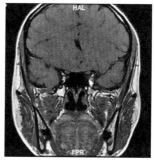

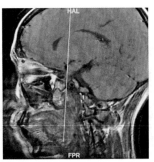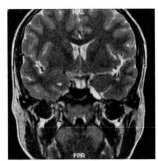

图 4-1　垂体 MRI

［其他检查］　心电图正常。

［治疗经过］　该患者为青年女性，既往身体健康，无胃肠道手术史，未曾应用含巯基类药物等，肝、肾功能正常，口服葡萄糖耐量试验提示血糖正常，胰岛素释放试验提示胰岛素水平不高，排除胰岛素瘤可能。患者胰岛自身抗体阴性，故而排除胰岛素自身免疫综合征。患者垂体激素检查提示促肾上腺皮质激素和皮质醇水平明显低下，而垂体其他激素均正常，考虑是孤立性肾上腺皮质功能低下，导致低血糖，给予泼尼松（早上 5 mg，中午 2.5 mg）替代治疗。

［诊断］　孤立性 ACTH 缺乏症。

病例分析

孤立性 ACTH 缺乏症（isolated ACTH deficiency，IAD）是一种罕见疾病，由日本的 Steinberg 于 1954 年首次报道发现，目前国内报道约 30 例。因临床表现不典型、医生认识不充分，漏诊率和误诊率高。临床分型包括成人孤立性 ACTH 缺乏症（adult isolated ACTH deficiency，AIAD）和先天性孤立性 ACTH 缺乏症（congenital isolated ACTH deficiency，CIAD）。前者常见于中老年人，临床表现无特异性，目前研究显示其发病与自身免疫关系密切，为垂体促肾上腺皮质激素生成细胞选择性破坏、ACTH 的产生及分泌减少从而导致慢性继发性肾上腺皮质功能减退。而后者是一种罕见的遗传性疾病，伴有家族遗传性且病情严重。以下主要介绍 AIAD 的临床特点、诊断及治疗。

1. 临床特点

①发病年龄多数在 40 岁以上。本病例患者 30 岁，发病之前无糖皮质激素使用史，生长发育正常。②起病隐匿且非特异，多以乏力、消瘦起病，反复治疗，病情没有缓解。③皮肤无色素沉着，有别于原发性肾上腺皮质功能减退症。④临床上男性可出现性功能减退，女性可出现月经紊乱，但性激素检查均正常，属于功能性紊乱。⑤血浆 ACTH、皮质醇水平明显降低，但垂体其他激素轴系包括 TSH、促性腺激素和生长激素水平等均正常。⑥血生化检查可表现为低钠血症、轻度低血糖，血钾正常或正常高值，高钾血症、高钙血症少见。⑦血淋巴细胞和嗜酸性粒细胞升高。⑧常伴有甲状腺疾病或自身抗体阳性，50% 患者血浆 TSH 水平升高。⑨常伴有其他全身性自身免疫性疾病。⑩临床表现与 AIAD 紧密相关，随着糖皮质激素的替代治疗这些疾病或临床表现也随之缓解。⑪垂体 MRI 未见异常或呈空泡蝶鞍。⑫无器质性病变所致垂体 ACTH 分泌异常，无鞍区手术、浸润、放射治疗等。

2. 诊断

AIAD 主要依靠实验室检查诊断。

①血浆皮质醇测定：反映肾上腺皮质功能。8：00 血浆皮质醇＞18 μg/dL，可以排除肾上腺皮质功能减退。8：00 血浆皮质醇＜3 μg/dL，

基本可以确诊肾上腺皮质功能减退，但不能区分为原发性还是继发性。②血 ACTH 测定：反映垂体功能，与血浆皮质醇一起分析，血浆皮质醇降低伴 ACTH 降低为继发性。血浆皮质醇降低伴 ACTH 升高为原发性。③兴奋试验：判断腺体的储备功能可行胰岛素低血糖兴奋试验、ACTH 兴奋试验、促皮质素释放激素（corticotropin-releasing hormone，CRH）兴奋试验等。

3. 鉴别诊断

确诊 AIAD 还需排除长期应用糖皮质激素以及垂体 ACTH 瘤切除后等情况，并确定垂体其他激素分泌正常。

4. 治疗

长期糖皮质激素替代治疗仍是目前常用的治疗手段。不同于原发性肾上腺皮质功能减退症，继发性肾上腺皮质功能减退症不需要盐皮质激素辅助治疗。在继发性肾上腺皮质功能减退症的治疗中，推荐糖皮质激素醋酸可的松，每天 25 mg。若同时伴血钠偏低，可选择氢化可的松、每天 20 ～ 30 mg，或者补充钠潴留作用较弱的泼尼松、每天 5 ～ 7.5 mg 即可。判断维持量是否合适，主要依据临床表现而非皮质醇水平。一般不需要补充垂体其他激素，若需要补充甲状腺激素，应迟于糖皮质激素，因为甲状腺激素会加速皮质醇分解，从而加重患者症状。应激时应该增加剂量。

📋 专家点评

孤立性促肾上腺皮质激素缺乏症是指除 ACTH 缺乏以外不伴随其他垂体激素缺乏的继发性肾上腺皮质功能减退症，该病发病率低，临床表现无特异性，容易误诊。既往我科诊断 1 例以消化道症状起病伴低钠血症的患者，在外院反复就诊均未明确诊断。本例患者以急性低血糖症起病，汲取既往经验，在查出仅存在 ACTH 缺乏，以及排除外源性糖皮质激素使用史和 ACTH 瘤切除术后，我们成功而且快速诊治了该患者，该患者经泼尼松替代治疗后未再发生低血糖。AIAD 与原发性肾上腺皮质功能减退在临床上的不同点在于原发性肾上腺皮质功能减退时垂体阿黑皮素原（pro-opiomelanocortin，POMC）分泌增加导致黑素细胞刺激素（melanocyte stimulating hormone，MSH）合成增加，患者表现为全身色素沉着，尤其是在非暴露部位，如乳房、手掌掌纹、皮肤皱褶处。而 AIAD 因 POMC 缺乏，全身皮肤色素浅淡，被称为 Alabaster-colored skin。同时原发性肾上腺皮质功能减退症常不伴醛固酮的缺乏，IAD 可伴醛固酮的缺乏而有盐皮质激素缺乏的表现，如嗜盐、体位性低血压、电解质紊乱。IAD 还可有一些非典型表现，如心包积液、复发性晕厥、胆汁淤积性黄疸等，予以激素替代治疗后可消失。该病例给我们的临床提示有：① IAD 是少见但重要的引起低血糖的原因，其临床表现不典型，漏诊和误诊率很高。②临床上对任何不能解释的低钠血症、乏力、体重下降、低血糖均应该考虑该病。③临床应重视与其他低血糖症病因特别是垂体功能减退的鉴别。若发现仅有单纯的 ACTH- 皮质醇缺乏时，应想到 IAD 可能。及时诊断和处理，可降低患者的死亡风险。

参考文献

1. MATSUMOTO S, HAGIWARA S, KUSAKA J. Catecholamine-resistant shock and hypoglycemic coma after cardiotomy in a patient with unexpected isolated ACTH deficiency. J Anesth, 2011, 25（3）: 431-434.

2. 顾鸣宇，彭永德，姚莉莉，等. 孤立性 ACTH 缺乏症一例及文献复习. 中华内分泌代谢杂志，2006，22（5）: 494-495.

笔记

3. 蒋翠萍，曾梅芳，杨丽娜，等. 以消化道症状为首发的成人孤立性促肾上腺皮质激素缺乏症四例. 中华消化杂志，2016，36（12）：849-850.

4. MIYAUCHI S，YAMASHITA Y，MATSUURA B，et a1. Isolated ACTH deficiency with Graves'disease：a case report. Endocr J，2004，51（1）：115-119.

（邹芳）

病例 5　席汉综合征 1 例

病历摘要

患者，女，36 岁。

［主诉］　产后怕冷、乏力 3 年。

［现病史］　患者于 3 年前妊娠分娩后出现大出血，给予处理后好转，产后约 40 天后开始出现怕冷、乏力、脱发，无发热，并出现停经，在福建省某医院就诊，考虑甲状腺功能减退，给予左甲状腺素钠片替代等对症处理后症状稍缓解。1 月余前乏力、怕冷较前加重，遂在我院门诊中医科就诊，给予中药治疗，治疗后症状稍缓解，今为求进一步诊治，再次来我院就诊，门诊拟"席汉综合征"收入我科。患者起病以来，精神、食欲一般，大小便正常。

［既往史］　有乙肝病史，并行抗乙肝病毒治疗，具体用药不详，否认高血压、心脏病史，否认药物食物过敏史，否认肝炎、结核等传染病病史，有输血史，预防接种史不详。

［月经婚育史］　15 岁初潮，4 ～ 5 天 /28 ～ 30 天，33 岁绝经，已婚已育，育有 1 子 1 女，爱人及子女均体健。

［家族史］　无家族遗传病史。

［入院查体］　体温 39.4 ℃，脉搏 96 次 / 分，呼吸 20 次 / 分，血压 92/53 mmHg。神志清楚，甲状腺功能减退症面容，眉毛稀疏，双肺呼吸音清，未闻及啰音，心率 96 次 / 分，心律齐，腹部平软，无压痛及反跳痛，肝、脾未触及肿大，移动性浊音阴性，肠鸣音正常，双下肢未见水肿。

[实验室检查]　皮质醇测定：8：00 4.79 μg/dL；16：00 4.20 μg/dL，0：00 2.74 μg/dL。游离三碘甲状腺原氨酸 0.99 pg/mL，游离甲状腺激素 0.19 ng/dL，超敏促甲状腺激素 3.238 mIU/L。血常规：白细胞计数 $2.61×10^9$/L，红细胞计数 $3.00×10^{12}$/L，血红蛋白 88 g/L，血小板计数 $34×10^9$/L。肿瘤四项：未见异常。乙肝六项：乙肝表面抗原 22.423，阳性；乙肝 e 抗原 7.878，阳性；乙肝病毒核心抗体 0.281，阳性；乙肝病毒前 S1 抗原 2.832，阳性；甲肝、丙肝、戊肝未见异常。肝功能：谷草转氨酶 173.17 U/L，谷丙转氨酶 70.98 U/L。性腺激素六项：卵泡刺激素 8.91 mIU/mL，黄体生成素 4.75 mIU/mL，雌二醇＜ 11.80 pg/mL，孕酮＜ 0.21 ng/mL，催乳素 3.42 ng/mL，睾酮＜ 10 ng/dL。糖化血红蛋白测定：4.7%。复查肝功能：总蛋白 56.85 g/L，白蛋白 33.14 g/L，球蛋白 23.71 g/L，谷草转氨酶 87.45 U/L 谷丙转氨酶 46.71 U/L。

[影像学检查]　胸部正位片：胸部大致正常。腹部彩超：胆囊多发性结石，脾脏稍大，肝、胰未见明显异常。骨密度：骨质疏松。垂体 MRI：垂体萎缩。

[诊断]　席汉综合征，慢性活动性乙型肝炎，血细胞减少，脾大，骨质疏松。

[治疗经过]　入院后给予氢化可的松、泼尼松片替代，集落刺激因子升白细胞、白介素 -11 升血小板护肝、左甲状腺素钠片替代及护肝、抗骨质疏松等治疗。

病例分析

　　席汉综合征没有明确的诊断标准。目前，诊断主要依靠病史、临床表现和实验室检查（激素水平、垂体 MRI 等）。贫血是席汉综

笔记

合征的一个特征性表现，Gokalp 等报道了 65 例席汉综合征患者，其中 80% 伴有贫血。席汉综合征患者发生贫血的原因除了与甲状腺功能减退、肾上腺皮质功能减退相关外，也与席汉综合征患者生理需氧量减少有关。脑垂体分泌的激素可以调节肾脏促红细胞生成素（erythropoietin，EPO）的产生，而席汉综合征的患者 EPO 水平是降低的，故 EPO 水平的降低也是导致贫血的一个原因。但在席汉综合征发生的血液学异常中，无全血细胞减少的发生及具体机制相关报道。该患者全血细胞减少还可能与患者慢性乙型肝炎引起的脾大有关。

1. 诊断与鉴别诊断

该病例诊断时以头昏、乏力症状为依据，未对患者病史细致问询与分析，导致误诊为贫血或甲状腺功能减退。当遇到难以用血液病学解释或难以治疗的全细胞减少症，且既往有产后大出血的女性患者时，应考虑到席汉综合征的可能。激素水平不足所致的全血细胞减少经激素替代治疗后可恢复正常。

2. 治疗

临床上治疗继发性甲状腺功能减退症和肾上腺皮质功能减退症时，应在甲状腺激素替代前使用糖皮质激素替代治疗。促性腺激素缺乏以及性腺功能减退可以应用激素替代治疗。有生育要求的患者通过诱发排卵可怀孕。

专家点评

产后大出血史、无乳汁分泌以及停经是席汉综合征临床中重要的诊断依据。当患者有头昏、乏力、贫血等甲状腺功能减退症表现时不能单纯以为就是原发性甲状腺功能减退，还应该进一步询问病史及寻找线索，排除继发性甲状腺功能减退的可能，早期的诊断和适当的治疗是减少患者病死率和并发症发生率的关键。

参考文献

1. 何雪薇，胡齐鸣. 席汉氏综合征中西医诊疗近况. 江西中医药，2013，44（356）：65-68.

2. GOKALP D，TUZCU A，BAHCECI M，et al. Sheehan's syndrome as a rare cause of anaemia secondary to hypopituitarism. Ann Hematol，2009，88（5）：405-410.

（蔡霞）

第二章
甲状腺篇

病例6 甲亢伴周期性麻痹合并呼吸肌麻痹1例

病历摘要

患者，男，47岁，农民。

[主诉] 四肢软弱无力1天加重伴胸闷、气促半天。

[现病史] 患者因双下肢软弱无力，不能行走，在当地县医院查血 K^+ 1.6 mmol/L，给予补钾（共4 g），症状无缓解且进行性加重，表现为四肢活动障碍，伴胸闷、气促，于2008年8月16日17：35入我院急诊科。追问病史，患者在发病前1个月即感怕热、多汗、失眠、

笔记

笔记

33

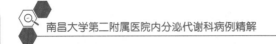

多食、善饥及体重下降，因时值夏收农忙未予重视，且于 2008 年 8 月 15 日上午出现腹痛、腹泻，在当地补液治疗（具体不详）后出现双下肢软弱无力。入院后继续给予补钾治疗。至 20：00，患者出现极度呼吸困难，继而神志不清，心电监测示血氧饱和度 76%，立即行气管插管，并给予呼吸机辅助呼吸。带机 12 小时后患者神志清楚，血氧饱和度 98%，遂予以脱机。

[既往史]　无长期服用噻嗪类利尿剂、甘草、糖皮质激素等药物史。

[家族史]　无家族遗传病史。

[入院查体]　体温 36.5 ℃，血压 160/120 mmHg，血氧饱和度 98%。神志清楚，端坐呼吸，甲状腺无肿大，双肺呼吸音减弱，未闻及干湿性啰音，心率 120 次 / 分，心律齐，未闻及杂音，双下肢肌力 0 ～ 1 级，双上肢肌力 5 级，病理征阴性。

[实验室检查]　血电解质：K^+ 2.07 mmol/ L（正常值 3.5 ～ 5.3 mmol/L）、Na^+ 142.7 mmol/ L（正常值 137 ～ 147 mmol/L）、Cl^- 107.4 mmol/ L（正常值 99 ～ 110 mmol/L）。甲状腺功能：FT_3 11.01 pg/ mL、FT_4 4.24 ng/mL、TSH 0.02 mIU/L。血常规、肝功能、肾功能：未见异常。血浆昼夜皮质醇节律测定未见异常。

[影像学检查]　甲状腺彩超：未见异常。胸部 CT：未见异常。

[其他检查]　心电图：ST 段 Ⅱ、Ⅲ、AVF 压低 0.05 ～ 0.075 mV，T 波 Ⅰ、Ⅱ、AVL、V_2 ～ V_6 可见 T 波增宽，T-U-P 融合，Q-U 间期延长。

[诊断]　甲亢伴周期性麻痹合并呼吸肌麻痹。

[治疗经过]　给予口服、静脉补钾治疗，复查血钾，结果正常，其后患者神志清楚、四肢肌力恢复正常，同时给予抗甲状腺药物治疗，在患者血氧饱和度、血气分析正常后逐渐停用呼吸机。

病例分析

甲状腺功能亢进症（简称甲亢）伴周期性麻痹多见于男性青壮年，在我国的发病率为 1.9%～8.8%，而甲亢伴周期性麻痹合并呼吸肌麻痹在临床上更为少见，占甲亢伴周期性麻痹的 2.1%。表现为四肢对称性软瘫、下肢重于上肢、近端重于远端，严重者可影响呼吸肌。本病发病机制目前尚不十分清楚，可能与自身免疫性钾代谢失调有关，发作时有低血钾，但尿钾并不高，补钾治疗后可缓解，故其发作可能为钾代谢及分布异常所致。甲亢患者分泌过多的甲状腺激素，增加 Na^+-K^+-ATP 酶的活性，促进钾离子向细胞内流，血清钾降低，肌膜电位过度极化，引起周期性瘫痪。

诊断和鉴别诊断：该病患者突发四肢迟缓性瘫痪，近端为主，无脑神经支配肌肉损害，无意识障碍和感觉障碍。数小时至一日内达高峰。结合检查结果血钾降低、心电图低钾性改变、经补钾治疗后肌无力迅速恢复正常等可诊断。应与可反复引起低血钾的疾病鉴别，如原发性醛固酮增多症、肾小管酸中毒、失钾性肾炎、腹泻、药物性低钾麻痹等。

专家点评

甲亢合并低钾性周期性麻痹在临床上如被误诊、漏诊、延误治疗，患者可能出现呼吸肌麻痹、心搏骤停等严重后果，危及生命，应引起足够重视。本病的发作与甲亢的严重程度无相关性，凡是中青年，尤其是男性患者，在剧烈运动、劳累、酗酒、饱餐、腹泻等后出现四肢瘫痪均应询问是否有甲亢病史，并行甲状腺功能检查，诊断一且明确，应立即行口服及静脉补钾，以纠正低血钾，并去除病因，积极治疗甲亢。对于合并呼吸肌麻痹者，应积极行机械通气治疗，并以气管插管为宜，以免气管切开后给患者带来不必要的损伤。

参考文献

1. 叶正龙.特殊类型的甲状腺功能亢进症漏误诊原因分析.临床误诊误治，2001，14（1）：39-40.
2. 黄正有，周明，刘汉坤.甲状腺功能亢进症并低钾性周期性麻痹15例临床分析.实用医学杂志，2008，24（4）：543.

（张美英）

病例 7　亚急性甲状腺炎合并肝功能损害 1 例

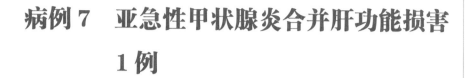 病历摘要

患者，男，50 岁。

[主诉]　发热、颈部疼痛半个月。

[现病史]　患者于半个月前无明显诱因出现发热、颈部疼痛，体温 37.4 ～ 37.5 ℃，夜间明显，伴双下肢乏力，无心悸、多汗、手抖，无恶心、呕吐，无腹痛、腹泻，无纳差，体重无明显变化。1 周前在外院就诊，给予治疗（具体不详）后无好转。

[既往史]　否认肝炎、结核病史。

[个人史]　无特殊。

[入院查体]　神志清楚，体温 36.8 ℃，脉搏 78 次 / 分，血压 90/60 mmHg。甲状腺 Ⅱ 度肿大，质中，有触痛，无肝区压痛或叩击痛，心肺未闻及异常，双下肢无水肿。

[实验室检查]　入院后查血清总三碘甲腺原氨酸 2.83 ng/mL，血清总甲状腺素 13.5 μg/dL，超敏促甲状腺激素 0.016 mU/L。肝功能：ALT 70.55 ～ 269.05 U/L，AST 17.67 ～ 76.47 U/L，碱性磷酸酶（alkaline phosphatase，ALP）114.00 ～ 134.00 U/L，谷氨酰转酞酶 83.9 ～ 147.4 U/L。红细胞沉降率 106 mm/h（正常值 0 ～ 15 mm/h）。甲状腺摄碘 -131 试验：甲状腺吸碘率低于正常。乙肝六项：乙型肝炎表面抗体阳性、乙型肝炎核心抗体阳性、HBV-DNA 阴性。甲肝、丙肝、戊肝、自身免疫性肝病组合检查结果均为阴性。

 笔记

[影像学检查]　甲状腺彩超：考虑亚急性甲状腺炎超声改变。

[诊断]　亚急性甲状腺炎合并肝功能损害。

[治疗经过]　入院后给予还原型谷胱甘肽、复方甘草酸单胺S护肝治疗，1周后AST无明显下降，排除肝炎及自身免疫性疾病后，考虑肝功能异常可能与亚甲炎相关，予泼尼松10 mg、每天3次、口服，同时联用护肝药物治疗4天后体温恢复正常，甲状腺体积缩小、颈部疼痛消失，遂出院。患者分别于出院后2周及1个月复查肝功能，各指标均正常。

病例分析

病毒性甲状腺炎，又称亚甲炎，是一种可自行恢复的甲状腺非细菌感染性疾病，多认为本病与病毒感染及感染后自身免疫功能紊乱有关。此病发病前1～3周常有上呼吸道感染史，大多数患者有发热、乏力、食欲减退、精神差表现。特征性表现为甲状腺肿大、疼痛，体检发现甲状腺轻中度肿大，可出现结节，质地中等偏硬，触痛明显，疼痛可同时或先后在两叶甲状腺出现。患者排除了病毒性肝炎及药物性肝损害的可能，经用泼尼松治疗后，肝功能恢复正常，故考虑肝功能损害为亚甲炎所致。临床上亚甲炎患者很少出现肝功能损坏的情况，其发生的机制可能与TH升高有关。

（1）TH对肝脏有直接毒性作用。长期过多的TH在肝脏内转化代谢增加了肝脏的负担，肝细胞耗氧量增加，而肝脏血管内血流并未增加，导致肝细胞相对缺氧、营养不良，进而致肝细胞坏死、肝酶升高。

（2）TH分泌过多，可引起代谢紊乱，促使肝糖原和蛋白质分

笔记

解加速，必需的氨基酸、维生素消耗过多，造成负氮平衡、蛋白质缺乏、营养不良，使肝细胞变性，造成肝内胆汁淤积。

（3）TH 可直接作用于肝脏，抑制肝脏中葡萄糖醛酸基转移酶活性，胆红素、葡萄糖醛酸结合障碍，排泄受阻，导致血中胆红素升高，继而发生黄疸。

（4）可影响肝内各种酶的活力。甲亢可导致肝脏 Kuppffer 细胞增殖、AST 升高、肝内还原型谷胱甘肽（glutathione，GSH）耗竭。

（5）当肝功能受损时，肝脏合成甲状球蛋白减少，导致游离性甲状腺素增加，其生物活性增加，加重肝损害。

专家点评

当临床上接诊亚甲炎合并肝功能损害的患者时，排除肝炎疾病后，需考虑亚甲炎引起的肝功能损害。患者随亚甲炎的控制而肝功能恢复正常，说明亚甲炎所致肝损害是暂时、可逆的。治疗后患者体内 TH 水平逐渐恢复至正常或明显降低，终止和减少了 TH 对肝功能的直接损害及其所致的高代谢状态，且随着各系统功能的改善肝功能逐渐恢复正常。

参考文献

1. LUOTOLA K，MANTULA P，SALMI J，et al. Allele 2 of interleukin-1 receptor antagonist gene increases the risk of thyroid peroxidase antibodies in subacute thyroiditis. APMIS，2001，109（6）：454-460.

2. 张进，李继红. 亚急性甲状腺炎的诊断与鉴别诊. 中国当代医药，2010，17（14）：135-136.

3. 白耀. 甲状腺病学：基础与临床. 北京：科学技术文献出版社，2004：389-390.

4. DE CAMPOS MAZO D F，DE VASCONCELOS G B，PEREIRA M A，et al.

Clinical spectrum and therapeutic approach to hepatocellular injury in patients with hyperthyroidism. Clin Exp Gastroenterol，2013，6：9-17.

5. 尹贺欣，张桂玲，刘涛，等. Graves 病合并肝损害与高敏 C 反应蛋白相关性研究. 临床荟萃，2012，27（10）：879-880.

6. KIBIRIGE D，KIGGUNDU D S，SANYA R，et al. Cholestatic hepatic injury due to a thyroid storm：a case report from a resource limited setting. Thyroid Res，2012，5（1）：6.

7. BHARADWAJ B，SUGAPARANEETHARAN A，RAJKUMAR R P. Graves' disease presenting with catatonia：a probable case of encephalopathy associated with autoimmune thyroid disease. Acta Neuropsychiatr，2012，24（6）：374-379.

（张美英）

病例 8　甲亢性周期性麻痹并肌酸激酶升高 1 例

病历摘要

患者，女，43 岁。

[主诉]　反复四肢乏力 9 年余，再发伴呼吸困难 1 天。

[现病史]　患者诉 2005 年因四肢乏力、口吐白沫、怕热、心悸至当地医院就诊，诊断为"甲状腺功能亢进症低钾血症"，经补钾、抗甲状腺药物治疗后缓解，后甲状腺功能逐渐正常，但上述症状仍反复出现（平均每年 1 次）。诉 2014 年 4 月 21 日因进食糖水后复发，伴发热、恶心、呕吐（呕吐物为胃内容物），无心慌、出汗、肌肉酸痛等不适，2014 年 4 月 22 日再次至当地医院就诊，患者于09：00 突发呼吸困难、昏迷，血钾 1.4 mmol/L，予补钾等处理后意识恢复，15：00 转至我院继续治疗。

[既往史]　既往体健，无服用利尿剂、糖皮质激素病史，否认贫血、输血史，无相关疾病遗传病史。

[入院查体]　体温 37.8 ℃，呼吸 23 次 / 分，血压 90/62 mmHg。神清，精神可，平车推入，对答切题，体型瘦小。甲状腺 I 度肿大，质韧，无压痛，未扪及包块。双肺呼吸音清，未闻及明显干湿性啰音，心率 130 次 / 分，心律齐，心脏各听诊区未闻及杂音，腹软，无压痛及反跳痛，双上肢肌力 5 级，双下肢肌力 4 级，双膝反射消失。

[实验室检查]　游离甲状腺激素：FT_3 13.1 pg/mL，FT_4 4.96 ng/dL，

TSH 0.01 mIU/L；甲状腺激素抗体：甲状腺球蛋白抗体（thyroglobulin antibody，TGAb）124 U/mL，甲状腺过氧化酶抗体（thyroperoxidase antibodies，TPOAb）154 U/mL；电解质：钾 2.7 mmol/L；肝功能＋肾功能：谷丙转氨酶 68.53 U/L，谷草转氨酶 151.3 U/L，尿素氮 5.6 mmol/L，肌酐 41.8 μmol/L；心肌酶谱：肌酸激酶（creatine kinase，CK）2747.4 IU/L，肌酸激酶同工酶 59.07 IU/L，乳酸脱氢酶 259.3 IU/L；血常规：白细胞计数 16.26×10^9/L，中性粒细胞百分比 73.6%；血气分析：pH 7.25，PCO_2 25.6 mmHg，HCO_3^- 10.8 mmol/L，碱剩余 –15.8 mmol/L，SaO_2 98%，PO_2 12.1 mmol/L；超敏肌钙蛋白：2014 年 4 月 25 日 0.96 ng/mL；2014 年 4 月 28 日 0.14 ng/mL；尿液分析：隐血（++），镜检 RBC（++），WBC 0～3/HP；粪便常规＋潜血、肿瘤四项、骨代谢六项、血液细菌培养及鉴定、药敏、涂片未见明显异常。

［影像学检查］　心脏彩超：肺动脉增宽并肺动脉瓣轻度反流。

［其他检查］　心电图：窦性心动过速；顺钟向转位；ST-T 段改变。肌电图无异常。

［诊断］　甲状腺功能亢进，低钾血症，周期性瘫痪。

［治疗经过］　低碘饮食，予以补钾（每天 6 g）、丙基硫氧嘧啶（100 mg、每天 3 次）抗甲状腺药物治疗、普萘洛尔（10 mg、每天 3 次）控制心率、莫西沙星抗感染治疗。

患者起病后肌酸激酶每日急剧上升，并随血钾上升而逐渐下降（两者变化关系见图 8-1）。予以持续补钾、丙基硫氧嘧啶抗甲状腺治疗 5 天后患者四肢乏力症状消失，血钾回升至 3.6 mmol/L，肌酸激酶降至 206.0 IU/L。

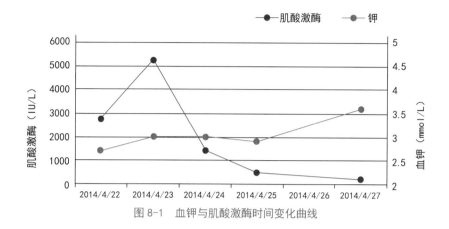

图 8-1 血钾与肌酸激酶时间变化曲线

病例分析

1. 甲亢性低钾性周期性麻痹的临床表现及诊断依据

甲亢性低钾性周期性麻痹（thyrotoxic periodic paralysis，TPP）是发生于某些甲亢患者，以发作性肌无力和低钾血症为特征，甲状腺毒血症解除后可自行缓解的离子通道疾病。TPP 是周期性瘫痪最常见的病因，主要见于亚洲地区的成年男性 Graves 病患者，亦可见于其他类型的甲亢患者，如碘致性甲状腺功能亢进症、垂体 TSH 瘤、甲状腺毒性腺瘤、甲状腺炎伴甲亢等。患者通常无家族史，发作前无前驱症状，起病急，发作时血钾低。该疾病诊断的关键在于以下几点。①有典型周期性瘫痪发作的临床表现，发作时多伴有血钾降低；②有甲亢临床表现，甲状腺功能检查符合甲亢改变；③补钾治疗迅速有效；④甲亢控制后周期性瘫痪不再发作；⑤发病前常有过度劳累、高糖饮食、大量饮酒、精神紧张、注射葡萄糖或使用胰岛素等诱因；⑥排除其他疾病引起的低钾血症（如原发性醛固酮增多症、家族性周期性麻痹、肾小管性酸中毒、应用排钾利尿剂等）。本例患者有甲亢病史 9 年余，无家族性遗传病史，且发病前有进食糖水诱因，入院查甲状腺功能，结果示 FT_3、FT_4 升高，TSH 降低。因此，应首先考虑甲亢性低钾性周期性麻痹。

2. 甲亢性低血钾性周期性麻痹的鉴别诊断

（1）家族性低血钾性周期性麻痹（familial hypokalemic periodic paralysis，FHPP）：表现为反复短暂发作的肌无力，重者可引起肌肉软瘫，近端肌肉比远端肌肉受累更严重，常常先累及下肢，然后发展至肩胛带和上肢。但 FHPP 属于常染色体显性遗传性离子通道疾病，一般在 20 岁以下发病，男女发病无性别差异；FHPP 有低钾麻痹家族史且没有甲亢的临床特征。

（2）原发性醛固酮增多症（primary aldosteronism，PA）：又称原醛症，可伴有低钾血症，一部分患者还会突发下肢瘫痪，个案病例报道示原发性醛固酮增多症也可引起肌酶升高及血钾降低，低钾致肌酶升高机制不详。但 PA 是引起继发性高血压的常见原因之一，临床表现可有难治性高血压、血糖升高、高血脂、腹型肥胖等，辅助检查有立卧位醛固酮 / 肾素活性比值（aldosterone to renin ratio，ARR）的异常、单侧或双侧肾上腺的病变等。肾上腺静脉取血是公认的诊断 PA 的金标准。

3. 甲亢性低钾性周期性麻痹的治疗

治疗上应首先除去可能致病的因素，积极抢救重症患者。在治疗中，应注意其他电解质、酸碱失衡，以及心、肾功能。伴有血容量减少，以及周围循环衰竭、休克致肾功能障碍时，除非有严重心律失常或呼吸麻痹等紧急情况，否则应持续补充血容量，一般尿量达每天 500 mL 以上可予补钾，鼓励进食并根据病情补钾。同时，在甲亢患者的营养来源方面应适当控制糖分摄入，如果病情需要输入葡萄糖，建议同时给予补充钾治疗以预防周期性瘫痪发作；β受体阻滞剂也可预防其发作。

专家点评

　　如果遇到青年患者突发不明原因的双侧对称性肢体乏力或瘫痪，且伴低钾血症，应常规检测肌酸激酶，警惕低钾血症引起的横纹肌溶解、坏死，便于早期诊断和治疗，预防可能出现的急性肾衰竭等危及生命的严重后果。此外，本病治疗的关键在于控制甲亢，给予抗甲状腺治疗后必须跟踪随访，如甲亢未控制或停药后甲亢复发，本病都有可能再次发作。

参考文献

1. POTHIWALA P，LEVINE S N. Analytic review：thyrotoxic periodic paralysis：a review. J Intensive Care Med，2010，25（2）：71-77.

2. 潘秀玲，赵新卫 . 原发性醛固酮增多症引起低血钾、肌酶升高 1 例 . 中华高血压杂志，2012，20（6）：595-596.

3. BAGLEY W H，YANG H，SHAH K H. Rhabdomyolysis. Intern Emerg Med，2007，2（3）：210-218.

（沈云峰）

病例 9   甲状腺功能亢进危象 1 例

病历摘要

患者，男，18 岁。

[主诉]   怕热、心慌、双眼突出 2 年，全身酸痛伴高热、谵妄 1 天。于 2018 年 1 月 2 日入院。

[现病史]   患者母亲代诉其 2 年前无诱因出现双眼突出伴怕热、心慌，在当地医院化验提示甲状腺激素水平升高、血清促甲状腺激素水平降低，诊断为甲亢，给予甲巯咪唑 10 mg、每天 1 次口服，此后曾多次在当地医院复查，将甲巯咪唑剂量调整为每次 15 mg、每日 1 次口服，曾多次复查提示控制不佳，但服用药物未变，此次于 1 天前无诱因出现发热，体温高达 39 ℃，伴全身酸痛、四肢乏力，且出现神志恍惚，在某医院就诊治疗效果不佳，而转来我院诊治。家族中其母亲患有甲亢。

[入院查体]   体温 39.0 ℃，脉搏 136 次 / 分，呼吸 20 次 / 分，血压 140/72 mmHg。发育正常，营养中等，神志恍惚，全身皮肤黏膜无黄染及出血点，双眼球突出，无水肿及黄染，颈静脉无怒张，甲状腺Ⅲ度肿大，质地软，未触及结节，无触痛，未触及震颤，未闻及杂音，心率 136 次 / 分，心律齐，无杂音，腹软，无压痛及反跳痛，肝、脾未触及。双手平伸见细震颤。

[实验室检查]   2018 年 1 月 3 日 FT_3 4.41 pg/mL，FT_4 5.15 ng/dL，TSH 0.009 mIU/L，ATGAb 正常，TPOAb 310 U/mL，碱性磷酸酶 252.56 U/L，电解质正常，血常规及降钙素原正常，空腹血糖及糖化

血红蛋白正常，血培养阴性。

[影像学检查]　心脏彩超正常；甲状腺彩超提示甲状腺体积增大，血流丰富，回声欠均匀。

[其他检查]　心电图提示窦性心动过速。

[治疗经过]　考虑患者高热诱发甲亢危象，入院立即予以氢化可的松 100 mg、静脉滴注、每 8 小时 1 次，丙基硫氧嘧啶 200 mg、每 6 小时 1 次，普萘洛尔 20 mg、每 6 小时 1 次以及抗感染治疗，第 2 天患者体温降至正常，神志缓解，心率下降，3 天后停用氢化可的松，继续口服丙基硫氧嘧啶和普萘洛尔，1 周后病情稳定出院，此后患者定期门诊复诊。

[诊断]　考虑甲状腺功能亢进危象（甲亢危象）。

病例分析

甲亢危象是一种甲亢的恶化状态，伴有一种或多种器官系统功能衰竭，如未及时发现及治疗可危及生命。甲亢危象发病率低，一般不超过 10%，但死亡率高，达 20% ～ 50%。任何年龄段均可发生甲亢危象，以老年为多见，最常见于 Graves 甲亢患者，亦可见于高功能腺瘤、多结节性甲亢及有功能转移甲状腺癌患者，甲亢危象的发生机制考虑与机体对甲状腺激素的反应增强、游离激素的增加或突然增加及与甲状腺激素受体的结合增强有关，不一定所有患者的甲状腺激素水平都会有明显升高，比如该患者。一般认为循环中激素水平迅速升高对危象的发生影响更大，如术后或患全身其他系统疾病后，患者血清结合蛋白降低；甲状腺结合抑制蛋白生成，能减少甲状腺激素与蛋白的结合，使游离甲状腺激素水平增加；甲状腺激素迅速释放入血。上述多种因素导致一过性激素结合容量饱和，

笔记

使游离激素水平增高，组织对甲状腺激素耐受性下降，从而诱发危象发生。甲亢危象的诱因以感染为多见，其次有劳累、紧张、手术术前准备不充分、放射性碘治疗、碘化造影剂的使用、CT强化检查、抗甲状腺药物的撤退、甲状腺激素的误服，以及其他如糖尿病酮症酸中毒（diabetic ketoacidosis，DKA）、充血性心力衰竭、妊娠中毒症、分娩、肺动脉栓塞、脑血管病变、肠梗塞、创伤、拔牙，甚至用力按压甲状腺等，患者表现为甲亢症状的恶化。大多数患者有诱因的表现，典型表现为高热（可达42℃）、多汗，如未及时救治，以后可因脱水而致皮肤干燥；在循环系统方面为脉压增大、心动过速（＞140次/分）、心律失常、心力衰竭，严重者发生休克；冠状动脉硬化者可有心绞痛表现；消化系统表现有恶心、呕吐、腹泻、黄疸；神经精神系统表现有焦虑不安、感觉迟钝、意识模糊、谵妄甚至昏迷。也有少数患者表现为腹痛，甚至急腹症，以及单纯精神病、癫痫持续状态、双基底节梗死、脑卒中、急性肾功能不全、难治性休克等。该患者表现为高热、心率明显加快以及谵妄状态。

甲亢危象通常采取的治疗措施如下。①抑制甲状腺激素的合成与释放，首选大剂量丙基硫氧嘧啶；②降低外周组织对甲状腺激素的反应性、使用糖皮质激素、治疗并发症，以及抑制诱因如感染等；③血液净化：当前血液净化技术发展迅速，逐渐成为包括甲亢危象在内的多种急、危重症患者临床抢救的重要措施，一般血液净化的方式包括血液透析、腹膜透析、血液滤过、血液灌流、血浆置换、免疫吸附等，在抢救甲亢危象的血液净化方法中血浆置换运用最为广泛。既往通常还需使用碘制剂以抑制甲状腺激素的释放，但碘为甲状腺激素的合成原料，碘制剂容易造成碘脱逸现象以致日后甲亢难以控制，故目前已较少使用碘制剂抢救甲亢危象患者。

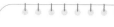

专家点评

甲亢危象是一种危及甲亢患者生命的状态，临床工作中需要做到早期识别、早期治疗，并预防危象发生。在甲状腺激素水平明显升高时不行放射性碘治疗，因为该治疗方法会造成短期内大量甲状腺激素释放入血。交代甲亢患者有感染等诱因发生时及时就诊，尚需交代患者避免反复自行触诊甲状腺，作为教学医院，在教学过程中，避免让多人同时触诊甲亢患者甲状腺。

参考文献

1. CHIHA M，SAMARASINGHE S，KABAKER A S. Thyroid storm：an updated review. J Intensive Care Med，2015，30（3）：131-140.

2. 刘超，郑仁东. 血液净化在甲状腺危象中的应用价值. 临床内科杂志，2012，29（9）：596-598.

（雷水红）

第三章
肾上腺篇

病例 10　慢性肾上腺皮质功能减退症 1 例

📋 病历摘要

患者，女，50 岁。

[主诉]　乏力 1 月余，再发加重伴四肢麻木 4 天。

[现病史]　患者 1 月余前（2018-06-19）因服用中药（具体不明）后出现乏力、尿少，遂于我院急诊就诊，查肾功能、电解质，提示肌酐 489.58 μmol/L、钾 5.25 mmol/L、钠 120.07 mmol/L；ACTH 673.90 pg/mL，8：00 血浆皮质醇 4.08 μg/dL；腹部 CT 平扫：左肾萎缩、钙化，双肾上腺钙化，陈旧性结核？急诊诊断：①慢性肾上腺皮质功能减退症；②肾上腺危象；③急性肾衰竭。给予扩容、氢化

笔记

可的松补充等治疗。转入内分泌代谢科后改予口服泼尼松治疗，患者好转后出院。院外治疗方案为口服醋酸泼尼松（8：00 5 mg，16：00 2.5 mg）。4 天前无明显诱因再次出现上诉症状并加重，伴四肢麻木、少尿，无发热、尿血、尿痛、尿急；无恶心、呕吐、胸闷、心慌、头晕、头痛等不适，再次就诊于我院急诊科，查电解质，提示钾 7.92 mmol/L，钠 120.68 mmol/L。急诊行血液透析、呋塞米利尿等降钾治疗，后复查电解质，提示钾 4.98 mmol/L，钠 125.26 mmol/L。为进一步明确病因再次入内分泌代谢科就诊。

［既往史］　无特殊。

［入院查体］　体温 36.0 ℃，脉搏 80 次 / 分，呼吸 18 次 / 分，血压 92/64 mmHg。神志清，精神差，消瘦体型，眼窝凹陷，毛发稀疏，双肺呼吸音清，未闻及明显干湿性啰音，心律齐，各瓣膜听诊区未闻及明显杂音及心包摩擦音，腹稍平坦，腹肌软，腹部叩诊鼓音，无压痛及反跳痛，病理征阴性，双下肢无水肿。

［实验室检查］　（1）2018 年 6 月 19 日于我院急诊检查结果如下。血常规：白细胞 14.16×10^9/L，C 反应蛋白 > 200 mg/L，血清尿素 19.37 mmol/L，血清肌酐 489.58 μmol/L，血清尿酸 738.72 μmol/L，估算肾小球滤过率 8.30，血钾 5.25 mmol/L，血钠 120.07 mmol/L，血氯 85.89 mmol/L。

（2）2018 年 6 月 20 日于我院急诊重症监护病房（intensive care unit，ICU）查甲状腺功能结果如下。TSH 6.525 mIU/L，FT_4 1.58 ng/dL，FT_3 2.91 pg/mL。性腺激素六项未见明显异常。促肾上腺皮质激素：0：00 265.70 pg/mL，8：00 673.90 pg/mL，16：00 77.37 pg/mL。血浆皮质醇：0：00 4.07 μg/dL，8：00 4.08 μg/dL，16：00 4.14 μg/dL。

笔记

（3）入院检查相关结果如下。血清电解质：钠 119.29 mmol/L、钾 7.93 mmol/L、氯 92.07 mmol/L。肾功能：尿素 14.77 mmol/L，肌酐 158.00 μmol/L，尿酸 357.11 μmol/L，估算肾小球滤过率（glomerular filtration rate，GFR）为 31.92 mL/min。促肾上腺皮质激素：751.90 pg/mL，血浆皮质醇节律：0：00 6.07 μg/dL，8：00 3.39 μg/dL，16：00 8.74 μg/dL。甲状腺功能：超敏促甲状腺激素 TSH 1.514 mIU/L，游离甲状腺激素 FT$_4$ 1.38 ng/dL，FT$_3$ 2.13 pg/mL。性腺激素六项：FSH 88.31 mIU/mL，LH 83.22 mIU/mL，雌二醇＜ 11.80 pg/mL，孕酮＜ 0.21 ng/mL，催乳素 11.65 ng/mL，睾酮 12 ng/mL。结核感染 T 细胞检测：T-N/P-N 2.394（正常值 0 ～ 0.16）。3 次尿结核菌涂片：未找到抗酸杆菌。血常规、红细胞沉降率、肝功能、血脂、糖化血红蛋白、粪便常规＋潜血、流行性出血热病毒、乙肝六项、输血四项、凝血四项＋ D- 二聚体、骨代谢四项、肿瘤四项、叶酸、维生素 B$_{12}$ 测定未见明显异常。

［影像学检查］ （1）2018 年 6 月 20 日于我院急诊重症监护病房查胸、腹部 CT 平扫：左侧胸腔少量积液；左肾萎缩、钙化；双肾上腺钙化，陈旧性结核？胆囊多发结石、胆囊高张并胆汁浓缩。

（2）入院影像学检查。胸部＋腹部 CT 平扫：双肺少许纤维增生灶，右肺钙化灶；甲状腺左侧叶结节，右侧叶前缘钙化灶，请结合临床及超声；双侧肾上腺异常，请结合临床及进一步检查；左肾高密度影，钙化可能，必要时增强扫描。GFR：左 8.63 mL/min，右 58.91 mL/min，总 67.54 mL/min；左肾血流灌注下降，肾功能严重受损，GFR 重度下降；右肾血流灌注正常，肾浓缩功能正常，排泄迟缓，GFR 正常。胸部正位片未见明显异常。

［诊断］ 根据患者的临床表现、实验室检验及影像学检查结果，

目前可考虑的诊断：①慢性肾上腺皮质功能减退症；②高钾血症；③肾功能不全；④低钠血症；⑤肾萎缩；⑥甲状腺结节；⑦胆囊结石；⑧肾结石。患者存在双肾上腺及多部位钙化灶，考虑结核可能性大，尚需进一步检查明确诊断。

[治疗经过]　初次就诊后予口服泼尼松 8：00 5 mg、16：00 2.5 mg 治疗。2018 年 8 月 23 日患者再发乏力于当地医院住院，查血清电解质，提示钠 129.2 mmol/L、钾 5.94 mmol/L；肾功能检查提示肌酐 119.00 μmol/L；当地予排钾利尿处理，未见明显好转。2018 年 8 月 28 日我院更改治疗方案为口服氢化可的松 8：00 20 mg、16：00 10 mg 替代治疗。后复查，钠 140.80 mmol/L、钾 4.07 mmol/L、肌酐 83.0 μmol/L，均恢复正常。患者乏力症状消失。患者检验结果动态演变见表 10-1。

表 10-1　患者检验结果动态演变

时间	Na^+ (mmol/L)	K^+ (mmol/L)	肌酐 (μmol/L)	肾小球滤过率 (mL/min)	尿素 (mmol/L)	备注
2018-06-19	120.70	5.25	489.58	8.66	19.37	急性肾衰
2018-06-22	137.23	4.82	112.30	47.34	8.97	静脉应用氢化可的松
2018-06-25	141.10	3.93	91.97	59.60	9.07	口服强的松
2018-08-04	119.29	7.93	158.00	31.92	14.77	血液透析
2018-08-13	127.90	3.66	86.80	63.72	7.52	口服强的松
2018-08-23	129.20	5.94	119.00	-	-	口服强的松
2018-08-29	133.90	3.92	-			口服氢化可的松
2018-09-02	140.80	4.07	83.00		3.50	口服氢化可的松
2018-09-13	141.30	4.06	79.00		4.30	口服氢化可的松

笔记

续表

时间	Na$^+$ (mmol/L)	K$^+$ (mmol/L)	肌酐 (μmol/L)	肾小球滤过率 (mL/min)	尿素 (mmol/L)	备注
2018-09-27	141.40	3.98	81.00	-	5.60	口服氢化可的松
2018-10-27	129.80	4.68	82.00	-	8.20	口服氢化可的松
2018-11-30	136.50	4.56	97.00	-	7.30	口服氢化可的松

病例分析

1. 慢性肾上腺皮质功能减退症病因

慢性肾上腺皮质功能减退症是由于双侧肾上腺因自身免疫、结核等引起的严重感染，或肿瘤等引起的严重破坏，或双侧肾上腺大部分或全部切除导致的疾病，也可继发于下丘脑分泌 CRH 及垂体分泌 ACTH 不足。临床上呈衰弱无力、体重减轻、色素沉着、血压下降等综合征，中年及青年患者为多，年龄大多在 20 ～ 50 岁，男女患病率几乎相等，但自身免疫引起者以女性为多，女性与男性之比为（2 ～ 3）：1。其病因可分两大类。

（1）原发性：系肾上腺皮质本身的疾病所致，又称艾迪生病，其病因常可分为以下几类。

1）慢性肾上腺皮质破坏。①自身免疫：由自身免疫性肾上腺炎引起者，约占 80%，具有显著的遗传易感性，炎症可能局限于肾上腺，也可属于多腺体自身免疫综合征的一部分。在部分患者血液中检出与上述疾病有关的抗体，约 60% 的患者有肾上腺抗体，45% 有抗甲状腺抗体（女：男为 2：1），30% 有抗胃壁细胞抗体，26% 有甲状旁腺抗体，8% 有胰岛抗体等。②肾上腺结核：以往结核是导致国内艾迪生病的主要病因，患者体内多有结核病灶，肾上腺区可有钙化点阴影，可能是陈旧性结核所致，但目前结核病已渐趋受到控制，

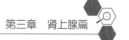

故目前本症病因为自身免疫病者占多数。③肾上腺转移癌：起源于肺、乳腺、结肠的癌症常转移至双侧肾上腺，但患者较少出现肾上腺皮质功能减退，只有当90%以上的腺体组织被破坏时，临床上才出现功能减退的表现。此外，胃癌、黑色素瘤、某些淋巴瘤及白血病亦可能引起本病。④淀粉样变性等。⑤血管病变：如脉管炎、肾上腺静脉血栓形成伴梗死、双侧皮质出血性病变等。⑥双侧肾上腺次全或全切除后。此外，真菌感染、艾滋病末期、结节病、血色病等亦可引起本病。

2）皮质激素合成代谢酶缺乏。①先天性：缺乏21-羟化酶、11-羟化酶或17-羟化酶等。②后天性：某些药物如酮康唑、氟康唑、氨鲁米特（氨基导眠能）和米托坦等可抑制酶的活性，偶可导致本病。③肾上腺脑白质营养不良和肾上腺脊髓神经病，两者均属于性连锁遗传性疾病，是一种先天性长链脂肪酸异常引起的肾上腺皮质功能减退。

（2）继发性：系继发于下丘脑分泌CRH及垂体分泌ACTH不足所致。

1）内源性：包括下丘脑病（各种肿瘤、炎症、细胞浸润、创伤、血管病变等引起）及垂体病（产后大出血及产褥热、肿瘤、脑膜炎后遗症等引起）。

2）外源性：是长期大剂量糖皮质激素抑制下丘脑垂体所致，停药两周后有功能减退综合征。

慢性肾上腺皮质功能减退症临床表现中最具特征性的变化是全身皮肤颜色加深，暴露处、摩擦处，以及乳晕、瘢痕等处尤为明显，系垂体ACTH、黑素细胞刺激素分泌增多所致（继发性者一般皮肤色素沉着）。此外还可有头晕、低血压、恶心、腹胀、肌无力、淡漠、月经失调等全身各系统症状。结核所致患者常有发热等其他结核症状。当患者并发感染、创伤，或因手术、分娩、中断皮质治疗，或饮食失调发生腹泻、失水，或出大汗，或过度劳累等应激状态时均可诱发危象，出现高热、恶心、呕吐、腹泻、失水、烦躁不安等综合征，最终可导致循环衰竭，血压下降、以至于零，脉细微沉弱、不易扪及，心率快，精神失常，继而昏迷。如不及早抢救，生命堪危。

在本病诊断中 ACTH 兴奋试验最为重要。本病患者 ACTH 兴奋试验示储备功能低下，而非本病患者，经 ACTH 兴奋后，血、尿皮质类固醇明显上升（有时需连续兴奋 2 ～ 3 日）。2016 年版日本内分泌学会临床实践指南推荐用 CRH 兴奋试验来区分原发性和继发性肾上腺皮质功能减退症。对原发性肾上腺皮质功能减退症患者，2016 年版美国内分泌协会临床实践指南推荐把 ACTH 试验作为诊断的金标准。

2. 治疗原则

（1）纠正本病中代谢紊乱。

（2）基础治疗：①糖皮质激素治疗。宜模仿生理性激素分泌昼夜节律在清晨睡醒时服全日量的 2/3，16：00 前服余下的 1/3，应激时及时增加激素剂量，有恶心、呕吐、不能及时进食时应及时静脉给药；②盐皮质激素治疗。如予糖皮质激素替代治疗后患者仍有明显的低血压，则可加用盐皮质激素。激素疗法应用时应个体化。

（3）病因治疗：如有活动性结核者，应积极予抗结核治疗，补充替代剂量的肾上腺皮质激素并不影响对结核病的控制。

（4）肾上腺危象治疗：为内科急症，应积极抢救。危象发作时处理同急性肾上腺皮质功能减退症。由于本病属慢性疾病，必须加强宣教，了解防治本病的基本知识，自觉地避免过度劳累、精神刺激、受冷、暴热、感染、受伤等应激，也需避免呕吐、腹泻或大汗所引起的失钠、失水等情况。饮食需富含糖类、蛋白质及维生素，多钠盐、少钾盐，视个人需要所定，以维持电解质平衡。

专家点评

慢性肾上腺皮质功能减退症在临床中不常见，发病率相对不高，容易与其他疾病相混淆，给疾病诊治带来困难。在本病例中，该患者主诉"乏力1月余，再发加重伴四肢麻木4天"，电解质检查提示高钾、低钠，进一步完善肾上腺皮质功能检查，提示皮质功能低下及节律消失，诊断呼之欲出，病因却悬而未决。在我国，结核是慢性肾上腺皮质功能减退症的主要病因，而患者腹部CT平扫提示双肾上腺钙化，考虑结核可能性大，但患者暂不考虑行进一步检查明确病因。院外口服泼尼松后，患者再发高钾低钠，提示可能缺乏盐皮质激素。临床常用的糖皮质激素分短效、中效和长效三类，代表药物分别为氢化可的松、泼尼松和地塞米松，其盐皮质激素效应依次减弱。本例患者在将泼尼松改为氢化可的松后血钾、血钠迅速恢复正常，体现了短效糖皮质激素的水钠潴留效应。部分慢性肾上腺皮质功能减退症患者若改为氢化可的松后血清钠、钾仍不能恢复正常，可加用氟氢可的松。

参考文献

1. YANASE T，TAJIMA T，KATABAMI T，et al. Diagnosis and treatment of adrenal insufficiency including adrenal crisis：a Japan Endocrine Society clinical practice guideline [Opinion]. Endocr J，2016，63（9）：765-784.

2. BORNSTEIN S R，ALLOLIO B，ARLT W，et al. Diagnosis and treatment of primary adrenal insufficiency：An Endocrine Society Clinical Practice Guideline. J Clin Endocrinol Metab，2016，101（2）：364-389.

（沈云峰）

病例 11　肾素瘤致继发性高血压 1 例

病历摘要

患者，女，12 岁。

[主诉]　反复胸闷痛 3 个月，发现血压升高 3 天，于 2018 年 10 月 9 日入院。

[现病史]　患者 3 个月前出现胸闷痛，位于心前区，呈针刺样疼痛，每次持续数分钟，可自行缓解，无放射痛，一直未予重视。3 天前就诊于我院门诊，发现血压升高，当时血压 150/106 mmHg。患者自发病以来，无毛发增多、满月脸、水牛背、悬垂腹、向心性肥胖、紫纹、痤疮；无头痛、心悸、大汗、脸色苍白或潮红；无乏力、腹胀，无周期性瘫痪、夜尿增多；无夜间睡眠打鼾，无呼吸暂停，无白天嗜睡；无黑棘皮病，无双下肢水肿。本次因高血压收入我科住院，病程中，精神、饮食、睡眠尚可，大小便正常，体重、体力无明显改变。

[既往史]　无特殊。

[月经史]　初潮 11 岁，每次持续 4～5 天，周期 28 天，末次月经时间 2018 年 9 月 28 日。月经量中等，颜色正常。无血块、痛经史。

[入院查体]　体温 36.7 ℃，脉搏 84 次 / 分，呼吸 20 次 / 分，血压 152/93 mmHg。发育正常，神清，精神可，双肺呼吸音清，未闻及明显干湿性啰音，心律齐，各瓣膜听诊区未闻及明显杂音及心包摩擦音，腹稍平坦，腹肌软，腹部叩诊鼓音，无压痛及反跳痛，病理征阴性，双下肢无水肿。

[实验室检查]　血常规：白细胞计数 6.27×10^9/L，红细胞计数

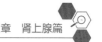

5.48×10^{12}/L，血红蛋白 15 g/L，血小板计数 384×10^9/L；电解质Ⅱ：钾 3.01 mmol/L，钠 134.90 mmol/L；游离甲状腺素：游离三碘甲腺原氨酸 4.25 pg/mL，促甲状腺激素 11.078 mIU/L；尿微量白蛋白测定（散射速率法）：尿微量白蛋白 32.50 mg/L；醛固酮测定（立位）69.70 ng/dL ↑（正常值 7.0 ～ 30.0 ng/dL），肾素活性（立位）＞17.48 ↑↑（正常值 0.1 ～ 6.56 ng/dL）；血浆皮质醇测定：8：00 18.15 μg/dL，16：00 8.74 μg/dL，0：00 0.94 μg/dL；促肾上腺皮质激素：16.43 pg/mL；肝功能、肾功能、尿常规、粪便常规、凝血四项等未见异常。

［影像学检查］ 肝、胆、胰、脾、双肾彩超：右肾上极低回声团，考虑血肿可能；肝、胆、胰、脾、左肾未见明显异常。双肾 MRI 平扫：右肾小囊肿，双侧肾上腺未见明显异常 MRI 征象。垂体 MRI 平扫：垂体饱满、上缘膨隆，建议动态增强扫描除外腺瘤可能。甲状腺及颈部淋巴结彩超：甲状腺内部回声不均匀，考虑桥本甲状腺炎可能，请结合临床。中腹部（双肾）CT 平扫 + 增强扫描：右肾实质等密度小结节，无明显强化，考虑囊肿性变，随访。

［其他检查］ 常规心电图：窦性心动过速，T 波改变。

［诊断］ 肾素瘤。

［治疗经过］ 患者因"反复胸闷痛 3 个月，发现血压升高 3 天"于 2018 年 10 月 9 日入我院，完善醛固酮、肾素活性、肾脏 CT、肾动脉彩超及垂体 MRI 等检查，给予补钾等对症治疗。

请神经内科、儿内科、麻醉科、泌尿外科、影像科会诊，反复仔细阅片双肾 CT + 增强，综合分析，考虑右肾实质等密度小结节为肾素瘤可能（图 11-1）。

2018 年 10 月 19 日介入下行双侧肾静脉取血术，示右侧肾素活性及血管紧张素明显高于左侧，基本确定"肾素瘤"诊断（表 11-1）。

2018 年 11 月 2 日转泌尿外科全麻下行腹腔镜下肾部分切除术，术后血压、血钾、肾素及醛固酮等均恢复至正常水平（图 11-2）。

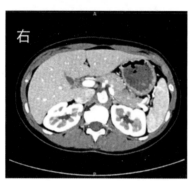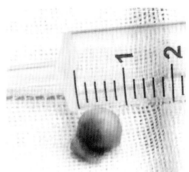

图 11-1　肾脏增强 CT 及手术大体标本

表 11-1　双侧肾静脉取血结果

指标	下腔静脉	左肾静脉	右肾静脉	右肾上极静脉	右肾下极静脉
血管紧张素 I（4 ℃）（ng/dL）	3.39	3.49	＞24	5.20	6.09
血管紧张素 I（37 ℃）（ng/dL）	＞24	＞24	＞24	＞24	＞24
肾素活性 [ng/（mL·h）]	＞20.61	＞20.52	－	＞18.80	＞17.91
血管紧张素 II（ng/dL）	195.70	109.80	358.40	157.20	199
醛固酮（ng/dL）	39.04	47.59	30.98	25.77	29.60

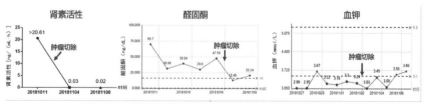

图 11-2　肾素、醛固酮及血钾变化

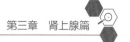

病理报告：镜下见肿瘤组织呈束状排列，瘤细胞呈梭形。免疫组化：瘤细胞 HMB45（−）、CD34（＋）、SMA（＋）、Bcl-2（＋）、CK（−）、Vim（−）、CD117（−）、CD10（−）、CD99（−）、WT-1（−）、PAX8（−）、Melan-A（−）、S-100（−）、Ki-67 约 67%（＋）。PAS 染色（−）。

病理诊断：（右肾肿瘤）结合临床及免疫组化结果，考虑为肾小球旁细胞瘤。

病例分析

肾素瘤，又称肾素产生瘤，系指能自主异常分泌肾素导致高血压的肿瘤，广义的肾素瘤包括肾小球旁器瘤、某些非肾小球旁器瘤的肾脏肿瘤（如 wims 瘤、肾细胞癌等）及肾外异位肾素分泌瘤（如某些肺癌、胰腺癌、结肠腺癌肾上腺皮质癌，卵巢囊腺癌、子宫平滑肌瘤、输卵管瘤、肾上腺瘤、肝胚细胞瘤、畸胎瘤）等。病理与病理生理：肿瘤位于肾皮质内，体积小，多在 3 cm 以下，切面包膜完整，浅灰色，质地细腻，无出血及坏死；镜下可见瘤细胞由均一的圆形或多角形细胞组成，胞质嗜酸性，颗粒状；核居中，圆形或卵圆形，极少核分裂；瘤组织呈器官样结构，也可呈小梁状，腺管状或乳头状。免疫组化：CD117 及 CD34 阳性有助于诊断；间质主要为疏松结缔组织及丰富毛细血管，瘤细胞绕在血管周围；电镜下胞质内有两种分泌颗粒，多为圆形，少数为菱形。

1. 临床表现

在疾病早期，血压呈波动性升高，以后则呈持续性升高，偶见阵发性升高。主要症状有严重头痛、烦渴、多尿、肢体无力，严重

笔记

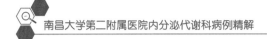

时出现偏瘫、失语、脑血管意外等，有高血压、高血浆肾素活性、继发醛固酮增多症的临床表现，但肾功能正常。

2. 诊断

年轻高血压患者，临床表现为血压控制不良，合并口干、乏力、夜尿增多，实验室检查发现低血钾、高尿钾、高肾素活性、高醛固酮者高度怀疑为此病。可进一步查肾薄层 CT 或 MRI，多可发现肿瘤，再做分侧肾静脉取血查肾素，可证实诊断。

3. 治疗

本病均需手术切除（微创或开腹手术），但术前需先用药物控制高血压及纠正代谢紊乱；术中做冷冻切片以明确诊断，然后行肿瘤切除、肾部分或全肾切除术。

4. 预后

本病为少见的良性肿瘤，国内外均有报道，一般情况下，切除术后患者血压恢复正常，临床症状消失，得以治愈。否则可因高血压出现脑血管意外，用药物治疗可暂时控制血压，但远期效果欠佳。

专家点评

起病年龄较小的高血压患者，尤其是顽固性高血压患者需要排除继发性高血压。醛固酮增多症（glucocorticoid-remediable aldosteronism，GRA）是常见的继发性高血压病因之一，患者常常合并低血钾。造成慢性继发性醛固酮增多症常见的病因是肾动脉狭窄、恶性高血压、各种肾脏疾病导致的慢性肾功能不全、肝硬化、肾素瘤、使用醛固酮拮抗剂治疗等。与原发性醛固酮增多症明显不同的是，

笔记

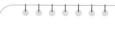

继发性醛固酮增多症患者肾素水平显著升高。

　　作为继发性醛固酮增多症的病因之一，肾素瘤是源于肾脏球旁细胞的肿瘤，可产生和分泌过量的肾素，并导致继发性醛固酮增多。高血压是其突出表现，进展快，靶器官损害常见。实验室检查可见低血钾、高肾素、高醛固酮血症。影像学检查和内分泌功能检查基本可以明确其诊断，分侧肾静脉取血结合影像学检查有助于定位。肾素瘤首选手术治疗，手术治疗效果好，但部分患者术后仍需降压药物治疗。术后需定期复查血压、血钾及定期随访。

　　本例患者为 12 岁女性，发现血压升高 3 天后入院，经早期确诊及手术治疗切除病灶，内分泌功能恢复正常。

参考文献

1. NUNES I，SANTOS T，TAVARES J，et al. Secondary hypertension due to a juxtaglomerular cell tumor. J Am Soc Hypertens，2018，12（9）：637-640.

2. 赵超飞，陈路遥，姚远新，等. 肾素瘤临床诊治分析. 微创泌尿外科杂志，2015，4（6）：332-336.

3. 衣利磊，方字文，郭燕. 儿童肾素瘤一例. 影像诊断与介入放射学，2013，22（1）：70-71.

4. WANG F，SHI C，CUI Y，et al. Juxtaglomerular cell tumor：Clinical and immunohistochemical features. J Clin Hypertens（Greenwich），2017，19（8）：807-812.

5. WU T，GU J Q，DUAN X，et al. Hypertension due to juxtaglomerular cell tumor of the kidney. Kaohsiung J Med Sci，2016，32（5）：276-277.

（沈云峰　赖晓阳）

笔记

病例 12　异位 ACTH 综合征 1 例

病历摘要

患者，男，35 岁。

[主诉]　脸圆、口干、多饮、多尿半年，反复头晕半个月。

[现病史]　2017 年 8 月无明显诱因出现脸圆、口干、多饮、多尿，伴躯干及四肢散在皮疹、淤点及淤斑，未予重视，未行诊治，此后口干、多饮、多尿症状持续存在并逐渐加重；2018 年 2 月初出现头晕、头痛、并感面部潮红，至当地医院检查发现血压高、血糖高（具体数值不详），但未予降压及降糖治疗。今为求进一步诊治，遂来我院，拟"糖尿病，（继发性）肾上腺皮质功能亢进？"收入我科。

[既往史]　有甲状腺功能减退病史，服用左旋甲状腺素片（75 mg，每天 1 次）治疗。

[入院查体]　体温 37.3 ℃，脉搏 94 次/分，呼吸 20 次/分，血压 172/124 mmHg，体重 60 kg，身高 170 cm，体质指数（body mass index，BMI）20.8 kg/m²。神清，满月脸（图 12-1），多血质面容，甲状腺未触及肿大，双肺呼吸音清，未闻及明显干湿性啰音，心律齐，未闻及明显干湿性啰音及心包摩擦音，腹稍隆起，腹肌软，无压痛及反跳痛，腹部可见明显紫纹，腋下、腹股沟处可见明显紫纹，四肢皮肤变薄，可见大量皮疹、淤点、淤斑（图 12-2），双下肢无水肿。

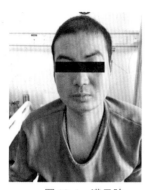
图 12-1 满月脸

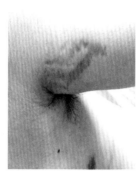
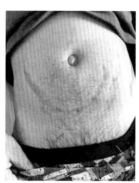
图 12-2 皮肤外观表现

[实验室检查] 馒头餐糖耐量试验：空腹血糖 9.78 mmol/L，餐后 1 小时血糖 17.75 mmol/L，餐后 2 小时血糖（2-hour post-load plasma glucose，2 h PG）19.64 mmol/L。C 肽释放试验：空腹血清 C 肽 5.20 ng/mL，餐后 1 小时血清 C 肽 10.21 ng/mL，餐后 2 小时血清 C 肽 10.93 ng/mL。血常规：白细胞计数 14.50×10^9/L，中性粒细胞 13.16×10^9/L，中性粒细胞百分比 90.7%。游离甲状腺激素：FT_3 2.27 pg/mL，TSH 0.028 mIU/L。糖化血红蛋白：7.3%。大生化：钾 2.63 mmol/L，白蛋白 32.56 g/L，总胆固醇 7.03 mmol/L，三酰甘油 3.59 mmol/L。性腺激素六项：睾酮 74 ng/dL。促肾上腺皮质激素 140.50 pg/mL；昼夜血浆皮质醇测定：8：00 58.03 μg/dL，16：00 > 75.00 μg/dL，0：00 56.12 μg/dL。小剂量地塞米松试验：促肾上腺皮质激素 99.41 pg/mL，血浆皮质醇测定（8：00）58.03 μg/dL；大剂量地塞米松试验：促肾上腺皮质激素 119.00 pg/mL，血浆皮质醇测定（8：00）68.84 μg/dL；

尿常规、粪便常规＋潜血、尿肾功能、甲状腺激素抗体、醛固酮测定、血管紧张素、心梗三项、肌酶谱、血浆 D- 二聚体测定、血清肌钙蛋白 I 测定、肿瘤四项、血液细菌培养及鉴定、药敏试验、涂片未见明显异常。

笔记

[影像学检查]　胸部 CT 平扫＋增强：左肺多发小结节，考虑炎性病变，建议治疗后短期复查。左侧肺部舌段慢性炎症，心包少量积液；右侧多根肋骨陈旧性骨折。双肾上腺 CT 平扫＋增强：双侧肾上腺增粗（图 12-3），提示增生性

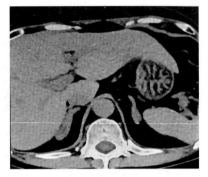

图 12-3　双肾上腺 CT 平扫＋增强

病变；左肾结石。垂体 MRI 平扫＋增强：垂体右侧小结节，大小约 5.3 mm×4.6 mm，考虑为微腺瘤可能性大。PET/CT：前纵隔区结节状软组织影，代谢轻度升高，考虑胸腺瘤不除外；左侧肾上腺结合部结节影，代谢轻度增高，考虑腺瘤；左肺下叶结节影，代谢轻度增高，建议密切随访；结肠弥漫性代谢增高，考虑肠炎，建议肠镜检查；双肾多发结石；垂体区未见明显高密度代谢病变。

[病理检查]　2018 年 3 月 9 日行胸腺瘤切除术，胸腺病理活检：胸腺（纵隔）副神经节瘤。免疫组化：瘤细胞 CK（＋）、CgA（＋）、Syn（＋）、CD56（＋）、Vim（－）、CK7（－）、CK19（－）、Ki-67 约 1%（＋）；支持细胞 S100（＋）。病理检查提示镜下瘤组织结构、细胞形态和免疫组化表达支持副神经节瘤。

[诊断]　胸腺瘤，异位 ACTH。

[治疗经过]　患者 2018 年 2 月 22 日入院后精神欠佳，呈嗜睡状态，持续性四肢无力，给予降压（硝苯地平）、降糖（胰岛素注射液）、补钾（氯化钾）、抗感染（莫西沙星＋哌拉西林舒巴坦）等对症处理后，症状未好转；2018 年 3 月 8 日请多学科会诊，胸外科会诊建议结合患者上述检查结果，考虑"胸腺瘤引起的异位 ACTH 综合征"可能性大，患者病情进展快、病情危重，需尽快进行手术治疗；2018 年 3 月 9 日转至胸外科在急诊全麻下行胸腺瘤切除术，胸腺病理活检示

笔记

胸腺（纵隔）副神经节瘤，术后转至综合 ICU 治疗并复查 ACTH、皮质醇节律（表 12-1），血液细菌培养：新生隐球菌（＋）。

表 12-1 手术、前后 ACTH 及皮质醇节律比较

日期	ACTH（pg/mL）	8：00 皮质醇（μg/dL）	16：00 皮质醇（μg/dL）	0：00 皮质醇（μg/dL）
2018-02-24	14.50	58.03	＞ 75.00	56.12
2018-03-10	17.85	35.32	10.87	24.25

［治疗转归］ 2018 年 3 月 11 日患者出现双侧瞳孔散大不规则，对光反射消失，血压进行性下降，后患者出现心搏骤停、血氧饱和度监测不出，予肾上腺素反复静推、持续性胸外按压、心脏电除颤等积极抢救，患者恢复自主心率，患者家属要求出院。

病例分析

1. 异位 ACTH 综合征的鉴别诊断及诊断依据

根据患者典型的临床表现如满月脸、水牛背、向心性肥胖、皮肤菲薄及化验结果（皮质醇明显高于正常且节律消失），其可被诊断为库欣综合征。库欣综合征多见于以下疾病。

（1）垂体性库欣综合征：多有满月脸、水牛背、向心性肥胖，血促肾上腺皮质激素升高，大剂量地塞米松抑制试验可被抑制，垂体 MRI 检查可见微腺瘤。但该患者大剂量地塞米松抑制试验不可被抑制，垂体 MRI 虽提示微腺瘤可能性大，PET-CT 示垂体区未见明显高密度代谢病变，不符合垂体 ACTH 瘤所致的库欣综合征。

（2）肾上腺皮质腺瘤：有库欣综合征临床表现，血皮质醇升高且节律消失，ACTH 降低，大剂量地塞米松不被抑制，肾上腺 CT 可见一侧或双侧肾上腺腺瘤。该患者肾上腺 CT 示双侧肾上腺增粗，

笔记

PET-CT 示左侧肾上腺腺瘤，大剂量地塞米松不可被抑制，但 ACTH 值较高，故暂不考虑肾上腺皮质腺瘤所致的库欣综合征。

（3）异位 ACTH 综合征：患者青年男性，起病较缓慢，有典型的库欣综合征症状，入院检查提示低钾血症，血 ACTH 及皮质醇节律异常，过夜小剂量及大剂量地塞米松抑制试验均未能抑制，激素分泌呈自主性，不能被正常的反馈机制所抑制，血、尿儿茶酚胺因本院检验中心未开展故未查；异位 ACTH 分泌瘤的高发区是胸部，胸部 CT 未见明显异常，但 PET-CT 报告提示胸腺瘤，胸腺肿物的手术病理明确表明为胸腺（纵隔）副神经节瘤，因此可明确诊断为致异位 ACTH 综合征的纵隔副神经节瘤。术后患者复查 ACTH、皮质醇均较前下降，说明治疗有效。经典的大剂量地塞米松抑制试验是皮质醇增多症病因鉴别诊断的经典方法，垂体性的库欣综合征患者分泌 ACTH 可被抑制到对照组的 50% 以下，肾上腺腺瘤或腺癌患者一般不能被抑制，而肿瘤异位分泌 ACTH 约 90% 不被抑制，但某些异位 ACTH 综合征，如支气管类癌分泌 ACTH，可被大剂量地塞米松抑制。若有条件，双侧岩下窦血 ACTH 水平是鉴别库欣综合征与异位 ACTH 综合征的金标准。

2. 异位 ACTH 综合征的定义

异位 ACTH 综合征是垂体以外的肿瘤产生 ACTH，刺激肾上腺皮质分泌过量的皮质类固醇所致，占所有库欣综合征的 10% ～ 20%。大部分异位 ACTH 综合征不能被大剂量地塞米松试验抑制，但仍有极少部分可被抑制。异位 ACTH 综合征于 1928 年由 Brown 首次报道，其发病率占 Cushing 综合征的 5% ～ 10%，4 ～ 64 岁任何年龄均可发病，发病高峰在 20 ～ 30 岁及 40 ～ 50 岁两个年龄段，男女发病率相近，女性略多。Isidori 等对 383 例异位 ACTH

笔记

综合征病例病因的统计显示，超过 45% 的异位 ACTH 综合征原发部位为肺部，大多数为支气管类癌肿瘤（> 25%），其次为肺小细胞癌（20%），其他较为常见的部位为胸腺肿瘤（11%）、胰腺肿瘤（8%）、甲状腺髓样瘤（6%）、肾上腺嗜铬细胞瘤（5%），组织学证实仅6%～8% 的原发部位并非来自内分泌及肺部肿瘤，这些包括卵巢癌（> 2%）、肛门直肠癌（2%）、神经母细胞瘤（1%）、子宫颈癌、前列腺癌等少数其他肿瘤。来源于恶性肿瘤或良性肿瘤的异位ACTH 综合征临床表现各不相同：来源于恶性肿瘤者病程短、病情重，有明显的色素沉着、高血压、水肿、严重低血钾伴肌无力，还可有烦渴、多饮、多尿、体重减轻等糖尿病症状；来源低度恶性和良性肿瘤者病程较长、病情较轻，表现为较典型的库欣综合征，如满月脸、向心性肥胖、紫纹、痤疮、急进性高血压、脆性糖尿病、肌无力、进行性肌营养不良、水肿及精神失常等。被怀疑患有异位 ACTH 综合征的患者，除常规行 ACTH、皮质醇、24 小时尿游离皮质醇、小剂量及大剂量地塞米松抑制试验、垂体及肾上腺检查外，同时需要进行异位好发部位的影像学检查，如胸、腹 CT 的检查，以免漏诊、误诊。双侧岩下窦血 ACTH 水平是鉴别库欣综合征与异位 ACTH 综合征的金标准，若有条件，可行该检查。

3. 异位 ACTH 综合征的治疗

对于异位 ACTH 综合征的治疗，美国内分泌学会和欧洲内分泌学会联合发布了库欣综合征管理的新版临床实践指南。一线治疗推荐首选原发病灶切除，除非无法手术或手术无法明显降低糖皮质激素水平，并视情况进行结节解剖；二线治疗建议将双侧肾上腺切除术用于隐匿或转移性异位 ACTH 综合征的治疗，对因怀疑患隐匿性异位 ACTH 综合征并接受双侧肾上腺切除的患者，推荐通过垂体

笔记

MRI 或 ACTH 水平定期评估促肾上腺皮质激素肿瘤进展；推荐类固醇合成抑制剂作为隐匿或转移性异位 ACTH 综合征患者的主要治疗手段；推荐采取靶向治疗。建议根据术后血浆皮质醇水平将患者分为皮质醇降低、皮质醇升高或皮质醇正常组，进行个体化管理；对于持续存在明显高皮质醇血症的患者，推荐额外治疗。

专家点评

异位 ACTH 综合征在临床上不常见，发病率相对较低，很容易与其他疾病相混淆，在本病例中，该患者高糖皮质激素表现病史有半年余，实验室检查提示为异位 ACTH 所致的库欣综合征，各种影像学检查除肺内小结节及肾上腺增生外无阳性发现，为诊断带来了困难，最终经过 PET-CT 及手术确诊为胸腺瘤所致的异位 ACTH 综合征。在诊断的过程中充满了矛盾与挑战，需要紧密联系临床具体分析。该患者经手术治疗后，ACTH、皮质醇指标均较前有所下降，提示治疗有效，但患者最终死亡，主要死因为真菌血症引起的感染性休克，这需要我们高度重视，对于这种持续性高皮质醇血症的患者，除了针对原发病治疗外，需预防及避免感染等并发症。治疗上，手术切除原发病灶是最有效的途径。

参考文献

1. ISIDORI A M，LENZI A，et al. Ectopic ACTH syndrome. Arq Bras Endocrinol Metab，2007，51（8）：1217-1225.
2. NIEMAN L K，BILLER B M，FINDLING J W，et al. Treatment of cushing's syndrome：an endocrine society clinical practice guideline. J Clin Endocrinol Metab. 2015，100（8）：2807-2831.

（沈云峰）

病例13　库欣综合征误诊为2型糖尿病、原发性高血压、原发性骨质疏松1例

📋 病历摘要

患者，女，51岁，退休工人。

[主诉]　发现血压升高10余年，反复口干、多饮、多尿5年。

[现病史]　患者10余年前体检时发现血压增高达160～180/100～110 mmHg，长期口服降压药物（苯磺酸氨氯地平片5 mg、每天1次，缬沙坦胶囊80 mg、每天1次），血压控制在130/80 mmHg，但1年前血压高达150～160/90～110 mmHg，无头痛、头晕、视物模糊等不适，5年前体检查空腹血糖7.0 mmol/L，当时3个月后查早餐后2小时血糖达16.1 mmol/L，伴明显口干、多饮、多尿，无易饥、乏力表现，自觉"中年发福"，体重增加约2 kg，平日失眠、多梦明显。

[既往史]　无特殊。

[月经史]　平日月经不规则，周期1～3个月，每次量少，50岁绝经。

[家族史]　母亲患高血压、糖尿病，父亲死于冠心病，所有兄弟姐妹均有高血压。

[入院查体]　血压160/100 mmHg，身高163 cm，体重55 kg，腰围91 cm，臀围85 cm，BMI 20.70 kg/m²。向心性肥胖，背驼，皮

肤菲薄，头颈部及四肢皮肤散在皮癣，并发手足癣，无明显皮肤痤疮及紫纹，甲状腺无肿大，未触及明显结节。心肺听诊无明显异常。腹部饱满，软无压痛，肝、脾肋下未触及肿大。双下肢轻度指凹性水肿。

[实验室检查]　总胆固醇 4.39 mmol/L，三酰甘油 1.10 mmol/L，低密度脂蛋白 3.68 mmol/L，肝肾功能正常；空腹 C 肽 0.97 ng/mL（正常值 0.78～1.89 ng/mL），30 分钟 C 肽 2.34 ng/mL，1 小时 C 肽 2.26 ng/mL，2 小时 C 肽 2.31 ng/mL，3 小时 C 肽 2.18 ng/mL；HbA_{1c} 10.8%；性激素全套：LH 48.83 mIU/mL，FSH 96.53 mIU/mL，PRL 16.17 ng/mL，E_2 < 10 pg/mL，P < 0.1 ng/mL，T 5.16 ng/mL；多次复查血钾波动于 2.7～3.4 mmol/L，尿钾波动于 10.9～16.9 mmol/L；甲状腺功能：FT_3 3.06 nmol/L，FT_4：10.26 nmol/L，超敏促甲状腺激素 2.36 μIU/mL；血皮质醇：0：00 239 μg/mL，8：00 264 μg/mL，16：00 231 μg/mL；2 mg 地塞米松试验：0：00 197 μg/mL，8：00 220 μg/mL，16：00 210 μg/mL；8 mg 地塞米松试验：0：00 186 μg/mL，8：00 202 μg/mL，16：00 180 μg/mL；ACTH：0：00 < 5 pg/mL，8：00 < 5 pg/mL，16：00 < 5 pg/mL。

[影像学检查]　胸部 X 线片：未见明显异常。B 超：肝、胆、胰、脾、双肾未见明显异常。GFR：左肾 35.37 mL/min，右肾 36.57 mL/min，神经传导检查正常。眼底检查：正常。心脏彩超：主动脉瓣轻度反流，左房增大，左室向心性增厚，左室顺应性降低，三尖瓣轻度反流，肺动脉瓣轻度反流，心包少量积液。双下肢超声：双下肢深静脉血流通畅。甲状腺彩超：正常。骨密度：重度骨质疏松。肾上腺 MRI、肾上腺 CT：左侧肾上腺腺瘤（4 cm×3 cm）。垂体 MRI：未见异常。

[其他检查]　心电图正常。

［诊断］ 库欣综合征（肾上腺腺瘤），继发性糖尿病，继发性高血压，骨质疏松。

［治疗经过］ 抗骨质疏松治疗，戒烟，避免剧烈运动，防跌倒，增加阳光照射。碳酸钙 D_3 500 mg 口服，每天 1 次；骨化三醇 0.25 μg 口服，每天 2 次；维生素 D 800 IU 口服，每天 1 次；鲑鱼降钙素注射液 10 μg 皮下注射，每天 1 次，连续 1 周；唑来膦酸钠 5 mg 静滴，每年 1 次；腹腔镜下切除左肾上腺病损，病理结果：肾上腺皮质腺瘤。

病例分析

库欣综合征是多种病因引起的以高皮质醇血症为特征的临床综合征，可分为 ACTH 依赖性、非 ACTH 依赖性两类。其典型的临床表现为向心性肥胖、满月脸、多血质、皮肤淤斑、紫纹、痤疮、性腺功能紊乱、继发性糖尿病、高血压和骨质疏松等。

库欣综合征患者的向心性肥胖多数为轻至中度肥胖，极少有重度肥胖。部分患者脸部及躯干偏胖。典型的向心性肥胖指脸部及躯干部胖，但四肢包括臀部不胖。这容易与"中年发福"相混淆。

库欣综合征不仅直接影响性腺，还可抑制下丘脑－垂体的促性腺激素分泌，因而库欣综合征患者性腺功能均明显低下。女性表现为月经紊乱，继发闭经，极少有正常排卵。男性表现为性功能低下，阳痿。多数患者有精神症状，但一般较轻，表现为欣快感、失眠、注意力不集中、情绪不稳定、烦躁易怒、焦虑、抑郁、记忆力减退。这易与"更年期综合征"的症状相混淆。

库欣综合征对患者的糖代谢造成影响，这是由于糖皮质激素促进糖原分解并抑制肝糖原合成，刺激糖异生；糖皮质激素可通过受体后作用降低胰岛素受体的亲和力，导致高胰岛素血症及胰岛素抵抗；糖皮质激素通过抑制胰岛素出胞过程中钙离子内流及胰岛素原 mRNA 的表达，从而抑制胰岛 β 细胞分泌胰岛素，导致血糖升高。因此，库欣综合征是继发性糖尿病的病因之一。

3/4 以上的库欣综合征患者会出现高血压。血压一般为轻至中度升高，病程长者，血压升高程度也增加。长期高血压还可引起心、肾、视网膜的病变，严重者可出现心力衰竭和脑血管意外。

目前认为，过多的糖皮质激素引起骨量减少和骨质疏松性骨折的机制主要有两个方面。一方面直接抑制骨形成，减少骨沉积，增加骨吸收。另一方面通过减少肠道钙吸收，增加尿钙排出；或干预某些影响骨代谢的激素，如生长激素、促性腺激素；或影响细胞因子和生长因子的分泌。另外，类固醇肌病导致骨骼承受附着肌肉的应力降低等作用直接或间接产生对骨密度的负面影响。

专家点评

在临床工作中对"中年发福"、更年期综合征患者要注意鉴别是否患有库欣综合征。分析糖尿病、高血压的病因时需考虑继发性糖尿病、高血压。对于以腰背疼痛或全身骨痛为主要症状表现的，尤其有脆性骨折发生的中青年患者，要想到患继发性骨质疏松的可能。应进行详细的病史采集及体格检查，结合实验室检查仔细寻找可能的病因线索，鉴别诊断并排查病因，以减少漏诊、误诊的发生。

参考文献

1. DOUYON L，SCHTEINGART D E.Effect of obesity and starvation on thyroid hormone， growth hormone，and cortisol secretion. Endocrinol Metab Clin North Am，2002，31（1）：173-189.

2. MANCINI T，KOLA B，MANTERO F，et al. High cardiovascular risk in patients with Cushing's syndrome according to 1999 WHO/ISH guidelines. Clin Endocrinol （Oxf），2004，61（6）：768-777.

（熊燕）

病例14 先天性肾上腺皮质增生症——21-羟化酶缺陷症姐妹2例

病历摘要

病例1

患者，女，20岁。

[主诉] 阴毛早现15年，无月经来潮。

[现病史] 患者15年前可见阴毛生长，后渐出现阴蒂肥大增长，至今无乳腺发育，无月经来潮。1个月前于婺源县某医院行上腹部CT检查示双侧肾上腺明显增厚。我院妇科彩超示幼稚子宫可能，双侧卵巢体积偏小；染色体核型46，XX；性腺激素检查示睾酮358 ng/mL；尿17-酮类固醇62.93 μmol/24 h；甲状腺激素无异常。为进一步明确诊断，门诊拟"闭经待查"收入院。起病以来，患者睡眠、饮食可，精神可，大小便正常。

[既往史] 既往体健，否认高血压、心脏病史，否认药物、食物过敏史。否认肝炎、结核等传染病史。否认重大外伤、手术及输血史。预防接种史不详。

[个人史] 原籍出生长大，无疫水接触史，生活居住环境一般，无烟酒不良嗜好。足月顺产，母孕期无明显感染及服用雄激素等药物史，父母为近亲结婚。

[月经史] 未来潮。

[婚育史] 未婚未育。

［家族史］　患者妹妹有肾上腺皮质增生症。

［入院查体］　血压 120/80 mmHg，身高 142 cm，体型矮小，男性化，全身体毛浓密，乳房无发育，四肢肌肉发达。外阴检查：阴蒂长约 1.5 cm，大小阴唇可见，未见阴道口，阴毛多、稠密。

［实验室检查］　血清电解质正常，卵泡刺激素 4.71 mU/L，黄体生成素 8.54 mU/L，雌二醇 48.05 ng/mL，孕酮 12.49 ng/mL，睾酮 358 ng/mL，17- 羟孕酮 32.35 ng/mL，脱氢表雄酮（dehydroepiandrosterone，DHEA）829 μg/dL，雄烯二酮＞ 10 ng/mL，促肾上腺皮质激素 252 ng/L，8：00 皮质醇 7.74 μg/dL，尿 17- 羟类固醇 7.56 μmol/24 h，尿 17- 酮类固醇 62.93 μmol/24 h。外周血染色体核型分析：46，XX。

［影像学检查］　妇科超声检查：幼稚子宫可能，双侧卵巢未见异常。双肾上腺薄层 CT 平扫：先天性双侧肾上腺增生。

病例 2

患者，女，14 岁。

［主诉］　阴毛早现 10 年，无月经来潮。

［现病史］　患者 10 年前可见阴毛生长，后渐出现阴蒂肥大增长，5 年前于上海某医院行"外阴整形术"，至今无乳腺发育，无月经来潮。1 月前于婺源县某医院行上腹部 CT，示双侧肾上腺明显增厚。我院妇科彩超示幼稚子宫可能，双侧卵巢体积偏小；染色体核型 46，XX；性腺激素检查示睾酮 559 ng/mL；尿 17- 酮类固醇 104.94 μmol/24 h；甲状腺激素无异常。为进一步明确诊断，门诊拟"闭经待查"收入院。起病以来，患者睡眠、饮食可，精神可，大小便正常。

［既往史］　既往体健，否认高血压、心脏病史，否认药物、食

物过敏史。否认肝炎、结核等传染病史。否认重大外伤、手术史，否认输血史。预防接种史不详。

[个人史]　原籍出生长大，无疫水接触史，生活居住环境一般，无烟酒不良嗜好。足月顺产，母孕期无明显感染及服用雄激素等药物史，父母为近亲结婚。

[月经史]　未来潮。

[婚育史]　未婚未育。

[家族史]　患者姐姐有肾上腺皮质增生症。

[入院查体]　血压 110/80 mmHg，身高 137 cm，体型矮小，男性化。全身皮肤轻度色素沉着，以颈后、乳晕及外阴明显；全身体毛增多，下腹部沿正中线、大腿内侧、乳晕周围见毛发生长，乳房无发育，四肢肌肉发达。外阴检查：阴蒂长约 0.8 cm，大小阴唇可见，无阴道口，阴毛多、稠密。

[实验室检查]　血清电解质正常，卵泡刺激素 4.21 mU/L，黄体生成素 5.25 mU/L，雌二醇 45.39 ng/mL，孕酮 11.77 ng/mL，睾酮 559 ng/mL，17- 羟孕酮 32.69 ng/mL，脱氢表雄酮 433 μg/dL，雄烯二酮 > 10 ng/mL，ACTH 350 ng/L，8：00 皮质醇 4.77 μg/dL，尿 17- 羟类固醇 13.45 μmol/24 h，尿 17- 酮类固醇 104.94 μmol/24 h；外周血染色体核型分析：46，XX。基因诊断提示 *CYP21A2* 基因突变（图 14-1）。

[影像学检查]　妇科超声检查：幼稚子宫可能，双侧卵巢体积偏小。双肾上腺薄层 CT 平扫：先天性双侧肾上腺增生。

两姐妹血清激素情况及影像学检查对比见表 14-1、图 14-2。

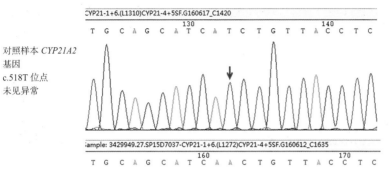

对照样本 *CYP21A2*
基因
c.518T 位点
未见异常

受检者样本 *CYP21A2*
基因
c.518T＞A
纯合突变

图 14-1　*CYP21A2* 基因突变

表 14-1　两例患者血清激素对照表

项目	姐姐	妹妹	参考范围
FSH（mU/L）	4.71	4.21	2.5～10
LH（mU/L）	8.54	5.25	4.9～13
E_2（ng/mL）	48.05	45.39	19.5～144.2
P（ng/mL）	12.49	11.77	0.15～1.4
T（ng/mL）	358	559	14～76
17-羟孕酮（ng/mL）	32.35	32.69	0.07～1.53
脱氢表雄酮（µg/dL）	829	433	35～430
雄烯二酮（ng/mL）	＞10	＞10	0.3～3.5
ACTH（ng/L）	252	350	12～78
皮质醇（8：00，µg/dL）	7.74	4.77	4.3～22.4

笔记

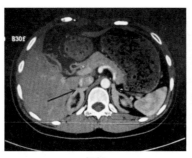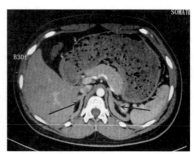

姐姐　　　　　　　　　　　　妹妹

图 14-2　影像学检查对比

[诊断]　21-羟化酶缺陷症。

[治疗经过]　给予地塞米松 0.75 mg，每晚 0：00 服用。患者家庭因为经济原因，仅姐姐接受了外阴整形术。随访 3 个月后患者有月经来潮，之后将地塞米松改为 0.5 mg，每晚 0：00 服用。

病例分析

先天性肾上腺皮质增生症（congenital adrenal hyperplasia，CAH）是肾上腺皮质激素生物合成酶系中某一种或多种酶的先天性缺陷所致。参与合成的酶依次是胆固醇侧链 20，22-碳链裂解酶、17α-羟化酶、3β-羟类固醇异构酶、21α-羟化酶、11β-羟化酶，临床上最常见的是 21α-羟化酶缺陷症，占 90%～95%；其次是 11β-羟化酶缺陷症，占 5%～8%；其他如 3β-羟类同醇脱氢酶缺陷症、17α-羟化酶缺陷症、胆固醇碳链裂解酶缺陷症等均较为罕见。21α-羟化酶的作用是在肾上腺皮质网状带及束状带，分别催化孕酮转化为脱氧皮质酮以及 17-羟孕酮转化为 11-脱氧皮质醇，这两种物质分别是肾上腺合成醛固酮及皮质醇必需的前体物质。21α-羟化酶缺乏或失活、皮质醇合成减少，解除了对 ACTH 的抑制，则 ACTH 代偿性分泌增多，促进双侧肾上腺皮质增生，且21α-羟化酶酶促反应的前体物质孕酮及17-羟孕酮堆积，并转向雄激素合成途径，这使皮质醇和醛固酮减少，雄烯二酮和睾酮等增多，最终形成肾上腺皮质功能减退、性分化发育异常（男性性早熟和女性男性化）的临床表现。根据21α-羟化酶缺乏程度的不同，可分为失盐型、单纯男性化型和非经典型。失盐型由于病情重，患者多在幼年时夭折，临床上以单纯男性化型多见。

1. 临床表现

（1）失盐型：为最严重、最典型的分型，本型是21-羟化酶完全缺乏所致，其皮质醇和醛固酮生物合成均存在障碍，患儿除具有男性化表现外，出生后不久即可有拒食、呕吐、腹泻、体重不增或下降、脱水、低血钠、高血钾、代谢性酸中毒等，若治疗不及时，可因循环衰竭而死亡。

（2）单纯男性化型：为21-羟化酶不完全缺乏所致，但其醛固酮合成正常。女性表现为假两性畸形，出生时即呈现程度不同的男性化体征。男性表现为假性性早熟，出生时可无症状，6个月以后出现性早熟征象。男童、女童均出现体格发育过快，骨龄超出年龄，成年后身材矮小，可有皮肤黏膜色素沉着，无失盐症状。

（3）非经典型：早期无明显症状，至青春期因多毛、痤疮、月经过少、闭经和生育能力障碍等症状就诊。

2. 诊断和鉴别诊断

凡出生时外生殖器畸形、阴蒂肥大或阴茎粗大，幼年时身高明显高于同龄儿，而成年后身高低于正常人，青春期女性第二性征无发育，并出现闭经、嗓音粗、有喉结、体毛重、阴毛呈男性分布、

笔记

肌肉相对发达、皮肤与外生殖器色素沉着的患者，应首先考虑患有
21-羟化酶缺乏症。典型的21-羟化酶缺乏的患者血清17-羟孕酮水
平显著升高，进一步检查发现其骨龄明显提前，染色体核型为46，
XX，尿17-酮醇升高，而尿17-羟醇正常。无高血压，可排除11-羟
化酶缺乏引起的女性男性化或男性性早熟。B超、CT检查阴性者不
能排除本病。凡失盐、体重不增或外阴难辨认性别的患者，应疑为
本病，并作必要的检查，尽早做出诊断，合理治疗，避免出现失盐危象。
新生儿期失盐型患儿的诊断还应注意与幽门狭窄、食道闭锁等相鉴
别。儿童期患儿的诊断应注意依据临床表现及实验室检查与性早熟、
两性畸形、多囊卵巢综合征、肾上腺皮质肿瘤、性腺肿瘤等相鉴别。

3. 治疗

（1）糖皮质激素：可抑制下丘脑及垂体分泌过量的促肾上腺皮
质激素释放激素及促肾上腺激素，抑制肾上腺产生过量的性激素。典
型的21-羟化酶缺乏症的标准药物治疗方案需终身使用，首选药物为
氢化可的松。儿童CAH开始治疗时应给予大剂量，以抑制明显升高
的肾上腺激素水平，氢化可的松通常使用50 mg/（m² · d），维持治
疗阶段剂量为10～20 mg/（m² · d），均分3次服用。成年CAH患
者糖皮质激素维持治疗方案如下表（表14-2）。无症状的非典型21-
羟化酶缺乏症婴儿或儿童常不需治疗。

表14-2　成年CAH患者糖皮质激素维持治疗方案

激素类型	建议用量（mg/d）	服药次数（次）
氢化可的松	15～25	2～3
泼尼松	5～7.5	2
泼尼松龙	4～6	2
地塞米松	0.25～0.5	1
氟氢可的松	0.05～0.2	1

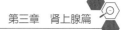

（2）盐皮质激素：对失盐型患儿除行糖皮质激素治疗外，还应给予盐皮质激素治疗，通常为氟氢可的松、每天 0.1 ～ 0.25 mg。同时应补充钠盐以纠正水、电解质紊乱，每日补充氯化钠 1 ～ 2 g。

（3）外科手术：早期治疗及手术矫正畸形对患儿的生理及心理健康很重要，有关手术的适宜年龄及方法仍有待进一步研究。目前认为最佳手术时间为 2 ～ 6 个月。

专家点评

先天性肾上腺皮质增生症为常染色体隐性遗传，在近亲结婚的后代中发病率相对较高。本组患者父母为近亲结婚。我们经万方数据库检索 1988—2014 年文献，国内共有 13 篇家族性先天性肾上腺皮质增生症的病例报道，国外 Janjanin 于 2007 年报道一家三代 5 个 21- 羟化酶缺乏症患者，分别是祖母、双亲和两个孩子。本病发病率较低，临床上不常见，因此要提高对本病的诊断率，首先要提高临床医师对本病的认识，强调详细全面的体格检查。对于出生后即有女性假两性畸形，幼年时身高明显高于同龄儿，而成年后身高低于正常人，青春期女性第二性征无发育，并出现闭经、嗓音粗、有喉结、体毛重、阴毛呈男性分布、肌肉相对发达、皮肤及外生殖器色素沉着的患者，首先应考虑患有 CAH。其次，强调生化检查以及进行相关的激素和影像学检查。再次，有条件的地区，应开展新生儿 CAH 筛查，通过筛查可使约 70% 的 21α- 羟化酶缺乏患儿在未出现临床症状之前便可得到早期诊治。本组两例患者因在县级以下医院出生，生后未进行新生儿筛查，因此要大力普及推广新生儿筛查从而及早发现先天性疾病并早期治疗。此外，要避免近亲结婚，对近亲结婚者，更应加强 CAH 的产前筛查，目前国外采用孕早期（9 ～ 11 周）取绒毛提取 DNA 或孕 16～20 周进行羊水细胞培养提取 DNA，通过聚合酶链式反应（polymerase chain reaction，PCR）斑点杂交等分子生物学技术进行基因诊断。产前诊断、早期干预（在妊娠第 3～10 周开始），可以使 21- 羟化酶缺乏症成为能在临床上进行产前治疗的疾病。

此两例患者有明显的女性男性化表现，无高血压和电解质紊乱表现，特异性诊断指标 17- 羟孕酮明显升高，同时睾酮、ACTH 及 17- 酮类固醇明显高于正常，肾上腺 CT 提示肾上腺增生，可诊断为 21- 羟化酶缺乏症中的单纯男性化型。20 岁的姐姐身高只有 142 cm，14 岁的妹妹身高 137 cm，8 岁前迅速生长。这是因为 21- 羟孕酮单纯男性化型患者长期持续的高雄激素血症使患儿早期生长加速，通常明显高于同年龄正常儿童，骨骼成熟加速，骨龄超前，骨骺提前融合，虽在幼年时比同龄儿童高大，但最终身高却不及正常成人。

尽早应用糖皮质激素抑制性替代治疗是各种类型先天性肾上腺皮质增生症共同的治疗方法，青春期前治疗效果显著。适量的外源性糖皮质激素可弥补内源性糖皮质激素的不足，又可反馈性抑制下丘脑 – 垂体分泌过量的 ACTH 刺激各种前体物质的过多分泌，解除或缓解男性化症状。此两例患者出生时就出现外阴异常，在以后的生活中严重影响了患者的身心健康，需要内科、外科联合治疗。成人患者的治疗目标主要是改善生活质量，促进生育，以及预防和治疗长期应用糖皮质激素引起的并发症。可首选氢化可的松片剂或长效糖皮质激素进行补充治疗。

参考文献

1. 廖二元，超楚生. 内分泌学. 北京：人民卫生出版社，2001：921-934.
2. 钟薇. 先天性肾上腺皮质增生症：21 羟化酶缺乏一家族 2 例报道. 湖北省卫生职工医学院学报，2002，15（2）：30.

3. 周小爱，张哲. 先天性肾上腺皮质增生症一家族性 21- 羟化酶缺陷 8 例. 浙江实用医学，2008，13（4）：252-253.

4. 吴天桂，付军霞，赖芬兰，等. 先天性肾上腺皮质增生症一家系 2 例. 中国临床医药研究杂志，2006，160：69.

5. 綦秀贞. 先天性肾上腺皮质增生症兄弟 2 例. 中国优生与遗传杂志，2001，9（3）：56.

6. 郭秀霞. 先天性肾上腺皮质增生症一家系 4 例报告. 中国优生与遗传杂志，2000，8：127.

7. 王晓梅. 先天性肾上腺皮质增生症（同胞 3 例及典型病例报告）. 苏州医学杂志，2000，23（1）：45.

8. 周立娜，梅柏如. 先天性肾上腺皮质增生症一家三例. 中华儿科杂志，1997，35（8）：436.

9. 史宝海，李力兵，张兆杰，等. 先天性肾上腺皮质增生症一家系 4 例报告. 新生儿科杂志，1996，11（6）：278.

10. 段利利，陈必良. 家族性女性假两性畸形 2 例. 第四军医大学学报，2007，28（2）：156.

11. 唐文燕. 兄弟同患先天性肾上腺皮质增生症. 江西医药，2013，48（10）：909-910.

12. 马丽丽，陈琰，梅巳，等. 先天性肾上腺皮质增生 - 家族性21- 羟化酶缺乏症2例. 宁夏医学杂志，2012，34（1）：27.

13. 安粹芝. 双胞胎兄弟同患先天性肾上腺皮质增生症. 中国小儿急救医学，2011，18（4）：370.

14. 毛拓华，周桂兰，王松山. 先天性肾上腺皮质增生症：21 羟化酶缺陷症姐妹二例报告. 临床内科杂志，2010，27（5）：357-358.

15. JANJANIN N，DUMIC M，SKRABIC V，et al. Five patients with congenital adrenal hyperplasia due to 21-hydroxylase deficiency（one with associated neuroblastoma）discovered in three generations of one family. Horm Res，2007，67（3）：111-116.

16. CAULFIELD M P，LYNN T，GOTTSCHALK M E，et al. The diagnosis of congenital adrenal hyperplasia in the newborn by gas Chromatography/mass spectrometry analysis of random urine specimens. J Clin Endocrinol Metab，2002，87（8）：3682-3690.

（邹芳　赖晓阳）

病例 15　原发性醛固酮增多症 1 例

病历摘要

患者，男，40 岁。

[主诉]　发现血压升高 2 月余。

[现病史]　患者自诉于 2 个月前在我院体检时发现血压升高，最高达 180/140 mmHg，无头晕、恶心呕吐、视物模糊等不适。门诊完善双肾上腺增强 CT，结果示右肾上腺结合部结节，腺瘤可能，予 "氯沙坦钾氢氯噻嗪片、硝苯地平控释片" 治疗后血压控制在 150/100 mmHg 左右。2018 年 4 月 27 日于我院门诊查动态血压，全天平均收缩压和平均舒张压高于正常范围，血压最大值 185/131 mmHg，停用 "氯沙坦钾氢氯噻嗪片" 1 周。现患者为求进一步明确高血压原因，于我院门诊就诊，门诊拟以 "高血压查因" 收入住院。患者自起病来，精神、食欲、睡眠、大小便正常，体重未测。

[既往史]　患者既往体健，否认糖尿病、冠心病、肾病病史。否认肝炎、结核病史。否认其他疾病史，否认外伤、输血史。否认药物、食物过敏史。

[个人史]　生于原籍，久居本地，否认疫区、疫水接触史。否认毒物、放射性物质接触史。有吸烟史 5 年，每天 40 支，饮酒 20 年，每天半斤。

[家族史]　母亲有高血压史，血压控制可。

[入院查体]　体温 36.2 ℃，脉搏 92 次 / 分，呼吸 20 次 / 分，血压 145/103 mmHg。神志清楚，查体合作，双肺呼吸音清，无干湿性啰音，心律齐，无杂音，腹软，无压痛，下肢无水肿。

[实验室检查]　血常规、肝功能、肾功能大致正常，皮质醇节律正常。电解质Ⅱ：钾 3.45 mmol/L。醛固酮测定（立位）：醛固酮 50.37 ng/dL；醛固酮测定（卧位）：醛固酮 36.09 ng/dL。血管紧张素（立位）：肾素活性 0.96 ng/（mL·h）；血管紧张素（卧位）：肾素活性 0.32 ng/（mL·h）。ARR（血浆醛固酮与肾素浓度比值）（立位）52.46；ARR（卧位）112.78。

肾上腺静脉采血（2018-05-28）：右肾上腺静脉醛固酮＞200 ng/dL；左肾上腺静脉醛固酮 58.58 ng/dL；上腔静脉醛固酮 16.88 ng/dL；下腔静脉醛固酮 18.24 ng/dL。

血浆皮质醇测定（2018-05-28）：上腔静脉皮质醇 22.36 μg/dL；下腔静脉皮质醇 20.96 μg/dL；右肾上腺静脉皮质醇＞75.00 μg/dL；左肾上腺静脉皮质醇＞75.00 μg/dL。血浆皮质醇测定（2018年5月29日右肾上腺静脉）：744.27 μg/dL。

[影像学检查]　右侧肾上腺结合部一结节呈不均匀强化，直径约 7 mm，边界清楚。左肾上腺形态、大小正常，外缘光整，未见明显结节或隆起，实质未见明显异常密度，周围脂肪间隙清晰。腹膜后未见肿大淋巴结。右肾上腺结合部结节：腺瘤可能；左肾上腺 CT 平扫未见明显异常（图 15-1）。

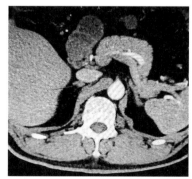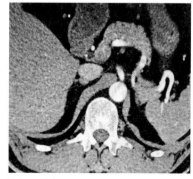

图 15-1　肾上腺 CT 平扫

[诊断] 原发性醛固酮增多症。

[治疗经过] 入院经醛固酮卧立位测定及肾上腺静脉采血明确诊断原发性醛固酮增多症，且右侧为优势侧，考虑患者腺瘤较小，经沟通后患者考虑行内科介入治疗，予右侧肾上腺动脉栓塞术。术后患者血压明显下降，停用降压药后血压维持正常水平，血钾正常。

病例分析

原发性醛固酮增多症是一组代谢紊乱综合征，其表现为醛固酮合成异常增多，并相对独立于肾素-血管紧张素系统，而不受钠负荷的抑制，临床中除血压升高外，还可表现为低血钾、醛固酮升高、多尿、肾素降低及碱血症。

肾素-血管紧张素-醛固酮系统（renin-angiotensin-aldosterone system，RAAS）的激活是高血压的发病机制之一。醛固酮的作用主要是保钠排钾，其合成与分泌受肾素、血管紧张素Ⅰ、血管紧张素Ⅱ及相关酶的调节。在原醛症患者体内，醛固酮的分泌对于机体的需求而言是过量的，并呈现相对自发性。由肾上腺球状带产生的醛固酮，其合成与分泌主要受肾素依赖而产生的血管紧张素Ⅱ的调控。此外，促肾上腺皮质激素与钾离子水平也可以显著影响其合成与分泌。还有许多其他的药物，例如多巴胺，至少在体外，显示出影响醛固酮合成的作用。醛固酮通过与盐皮质激素受体结合而发挥作用，这种依附于脱氧核糖核酸的配体与受体的结合促进了基因的表达。在肾脏的远端肾单位，血清盐皮质激素受体的激活和糖皮质激素诱导型激酶1基因的表达，诱发一系列反应，通过作用于上皮钠离子通道促进钠离子的重吸收，从而引起血容量增多、高血压及肾素的

笔记

抑制，同时尿中钾离子和氢离子随之丢失。如果持续时间较长且程度较重，则会导致低钾血症和代谢性碱中毒。

1. 筛查试验

同时测量血浆醛固酮浓度和血浆肾素浓度，然后计算 ARR，这种方法是一种潜在有效的原醛筛查试验。ARR 是目前筛查原醛症最可靠的指标。与其他所有的生化检查一样，ARR 的测定也存在假阳性和假阴性（表 15-1）。因此，那些可能影响试验可靠性的因素应该得到重视。

表 15-1　导致 ARR 假阳性或假阴性因素

因素	对醛固酮的影响	对肾素的影响	对 ARR 的影响
药物因素			
β 受体阻滞剂	↓	↓↓	↑（假阳性）
中枢 α₂ 受体阻滞剂	↓	↓↓	↑（假阳性）
非甾受体抗炎药	↓	↓↓	↑（假阳性）
排钾利尿剂	→↑	↑↑	↓（假阴性）
潴钾利尿剂	↑	↑↑	↓（假阴性）
ACEI	↓	↑↑	↓（假阴性）
ARBs	↓	↑↑	↓（假阴性）
非二氢吡啶 CCB	→↑	↑	↓（假阴性）
血钾状态			
低血钾	↓	→↑	↓（假阴性）
高血钾	↑	→↑	↑（假阳性）
钠盐摄入			
低钠饮食	↑	↑↑	↓（假阴性）
高钠饮食	↓	↓↓	↑（假阳性）
年龄增长	↓	↓↓	↑（假阳性）
其他因素			
肾功能不全	→	↓	↑（假阳性）

笔记

续表

因素	对醛固酮的影响	对肾素的影响	对 ARR 的影响
假性醛固酮减少	→	↓	↑（假阳性）
妊娠	↑	↑↑	↓（假阴性）
肾血管性高血压	↑	↑↑	↓（假阴性）
恶性高血压	↑	↑↑	↓（假阴性）

注：ARR，血浆醛固酮与肾素浓度比值；ACEI，血管紧张转换酶抑制剂；ARBs，血管紧张素Ⅱ受体拮抗剂；CCB，钙离子拮抗剂。

2. 确诊试验

口服高钠饮食、氟氢可的松试验、生理盐水输注试验及卡托普利试验（表 15-2）。

表 15-2　原醛症的分型

亚型	患病率
特发性双侧肾上腺增生	60% ～ 65%
醛固酮瘤	30% ～ 35%
原发性单侧肾上腺增生	2% ～ 3%
分泌醛固酮的肾上腺皮质癌	＜ 1%
糖皮质激素可治疗的醛固酮增多症（FH- Ⅰ）	＜ 1%
家族性醛固酮增多症（FH- Ⅱ，APA，IHA）	＜ 1%
家族性醛固酮增多症（FH- Ⅲ）	＜ 1%
异位醛固酮瘤或癌	＜ 1%

3. 分型

对于原醛症的分型，CT 显像的敏感性和特异性并不高，分别不超过 87% 和 71%。MRI 成像价格偏高、空间分辨率低于肾上腺 CT，因此指南认为，其在原醛症分型诊断方面并不优于肾上腺 CT。然而，在临床工作中我们发现，肾上腺 MRI 在区分腺瘤和增生样改变上较 CT 显像具有更好的对比度。肾上腺静脉取血（adrenal vein

笔记

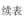

sampling，AVS）的敏感性和特异性可达 95% 和 100%，要明显优于肾上腺 CT。因此，AVS 被公认为原醛症分型诊断的金标准。当患者愿意手术治疗且手术可行，肾上腺 CT 提示有单侧或双侧肾上腺形态异常（包括增生或腺瘤）时，指南建议进一步行双侧 AVS 以明确有无优势分泌。影像学检查往往不能发现微小腺瘤，或者不能区分无功能瘤和醛固酮瘤，而 AVS 则是区分单侧或双侧分泌最可靠、最准确的方法。

4. 基因诊断

原发性醛固酮增多症（PA）相关基因突变见表 15-3。

表 15-3　PA 相关的基因突变

PA 亚型	遗传变异	蛋白质	氨基酸置换		临床表现	治疗
FH-Ⅰ	嵌合型 CYP11B1/B2	ACTH 调控的醛固酮合成酶	–	–	不同严重程度的 PA 表现，早发病史；脑卒中家族史；大量混合类固醇	DEX
FH-Ⅱ	染色体 7p22 基因	未知	未知	–	与散发性 PA 无法鉴别	单侧 ADX、MRA
FH-Ⅲ	KCNJ5	GIRK4	Thr 58 → Ala Gly 151 → Glu Gly 151 → Arg	Ile 157 → Ser Tyr 152 → Cys Glu 145 → Gln	不同严重程度的 PA 表现，早发病史	双侧 ADX、MRA
FH-Ⅳ	CACNA1H	Cav3.2	Met 1549 → Val	Ser 196 → Leu Pro 2083 → Leu	不同严重程度的 PA 表现，早发伴 Met1549 → Val 突变不完全表现	单侧 ADX、MRA
散发型 PA	KCNJ5	GIRK4	Arg 52 → His Glu 246 → Lys	Gly 247 → Arg Glu 282 → Gln	与散发型 BAH/APA 无法鉴别	MRA、单侧 ADX
散发型 APA	CACNA1H	Ca$_v$3.2	Val 1951 → Glu	–	与散发型 APA 无法鉴别	单侧 ADX

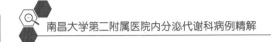

续表

PA 亚型	遗传变异	蛋白质	氨基酸置换		临床表现	治疗
PA 合并多倍体发育异常	*CACNA1H*	Ca$_v$3.2	Met 1549 → Ile	—	早发 PA 伴轻度智力障碍，社交能力改变和学习障碍	MRA
PASNA	*CACNA1D*	Ca$_v$1.3	Gly 403 → Asp	Ile 770 → Met	早发 PA 伴神经肌肉障碍	CCB、MRA

注：ACTH，促肾上腺皮质激素；ADX：肾上腺切除术；APA：醛固酮瘤；BAH：双侧肾上腺增生；Ca$_v$1.3：电压门控性、L 型 Ca^{2+} 通道 α$_1$D 亚型；Ca$_v$ 3.2：电压门控性、T 型 Ca^{2+} 通道 α$_1$H 亚型；CCB：钙离子通道阻滞剂；MRA：醛固酮受体拮抗剂；*CYP11B1*：编码 11β- 羟化酶的基因；*CYP11B2*：编码醛固酮合成酶的基因，原发性醛固酮增多伴癫痫和神经系统紊乱；混合类固醇：指 18- 羟基皮质醇和 18- 含氧皮质醇；Thr：苏氨酸；Ala：丙氨酸；Gly：甘氨酸；Glu：谷氨酸；Arg：精氨酸；Ile：异亮氨酸；Ser：丝氨酸；Tyr：酪氨酸；Cys：半胱氨酸；Gln：谷氨酰胺；Met：甲硫氨酸；Val：缬氨酸；Leu：亮氨酸；Pro：脯氨酸；His：组氨酸；Lys：赖氨酸；Asp：天冬氨酸；PASNA：PA 合并癫痫、神经异常。

5. 治疗

原醛症的治疗目的是降低高血压、低血钾和心血管损害相关的患病率和死亡率。治疗原则：治疗方案取决于原醛症的病因和患者对药物的反应。原醛症的治疗包括手术和药物两种方式。2008 年美国 ES 指南推荐，对已确诊为单侧 PA（即醛固酮瘤或单侧肾上腺增生）的患者行腹腔镜下单侧肾上腺切除术。如患者存在手术禁忌或不愿接受手术，则推荐使用醛固酮受体拮抗剂进行药物治疗；IHA 患者使用 MRA 药物治疗，建议将螺内酯作为一线用药，依普利酮作为二线用药；GRA 患者推荐使用可控制血压和血钾的最小剂量的糖皮质激素，而不是将 MRA 作为一线药物。2016 年该指南补充到，对于存在禁忌或者不愿接受进一步检查的 ARR 阳性患者，同样建议使用 MRA 治疗；对于 GRA 患者，单独应用糖皮质激素无法控制血压，需要加用 MRA；对于儿童 GRA 患者，糖皮质激素剂量应视年龄和体重而定，血压目标值也应参照国际上公布的不同年龄和性别的正常血压值。分泌醛固酮的肾上腺皮质癌发展迅速，转移较早，应尽早切除原发肿瘤。如已有局部转移，应尽可能切除原发病灶和转移灶，术后加用米托坦治疗。在单侧肾上腺切除术前，患者的血压和血钾应得到很好的控制，这可能需要应用 MRA 药物，而造成手术延期进行。术后立即检测血浆醛固酮和肾素活性等生化指标，如果情况允许，术后 1 天停止补钾和螺内酯应用，并减少降压药物，如血钾 < 3.0 mmol/L，则可继续补钾治疗。术后 1 周，由于对侧肾上腺长期的抑制作用尚未解除，建议高钠饮食，以避免低钾引起低醛固酮血症。如有明显低醛固酮血症表现，需暂时服用氟氢可的松行替代治疗。对于药物治疗患者，需定期复查肾功能、电解质，并检测血压，根据血钾、血压等指标调整药物剂量，原醛症的药物治疗除了醛固酮受体拮抗剂，还包括很多其他的药物，例如远曲小管上皮钠通道阻滞剂（阿米洛利和氨苯蝶啶）。阿米洛利为一种保钾利尿剂，可同时改善 PA 患者的高血压和低血压，由于不具有螺内酯的性类固醇激素相关不良反应而被广泛耐受，但其作用弱于螺内酯，并无益于内皮功能的改善。ACEI、ARBs 和 CCB 也在少数 PA 患者中应用，但一般而言，它们不能减少醛固酮的过量分泌。醛固酮合成酶抑制剂在将来可能会发挥重要作用。

专家点评

原发性醛固酮增多症所致的高血压是最常见的可治愈的继发性高血压。其诊断方法和治疗手段仍存在争议，敏感性和特异性更高的检测指标有待探索，更加简便易行的确诊试验有待提出，更加先进的治疗手段有待研究，更多的单基因型高血压有待发现。未来的研究及探索应当会给出答案。

参考文献

1. TURCHI F, RONCONI V, DI TIZIO V, et al. Primary aldosteronism and essential hypertension: assessment of cardiovascular risk at diagnosis and after treatment. Nutr Metab Cardiovasc Dis, 2014, 24 (5): 476-482.

2. HOLAJ R, ROSA J, ZELINKA T, et al. Long-term effect of specific treatment of primary aldosteronism on carotid intima-media thickness. J Hypertens, 2015, 33 (4): 874-882.

3. CLARK D 3RD, AHMED M I, CALHOUN D A. Resistant hypertension and aldosterone: an update. Can J Cardiol, 2012, 28 (3): 318-325.

4. VILELA L A P, ALMEIDA M Q. Diagnosis and management of primary aldosteronism. Arch Endocrinol Metab, 2017, 61 (3): 305-312.

5. KÄYSER S C, DEKKERS T, GROENEWOUD H J, et al. Study Heterogeneity and estimation of prevalence of primary aldosteronism: a systematic review and meta-regression analysis. J Clin Endocrinol Metab, 2016, 101 (7): 2826-2835.

6. MILLIEZ P, GIRERD X, PLOUIN P F, et al. Evidence for an increased rate of cardiovascular events in patients with primary aldosteronism. J Am Coll Cardiol, 2005, 45 (8): 1243-1248.

7. STOWASSER M, SHARMAN J, LEANO R, et al. Evidence for abnormal left ventricular structure and function in normotensive individuals with familial hyperaldosteronism type I. J Clin Endocrinol Metab, 2005, 90 (9): 5070-5076.

8. FUNDER J W, CAREY R M, FARDELLA C, et al. Case detection, diagnosis, and treatment of patients with primary aldosteronism: an endocrine society clinical practice guideline. J Clin Endocrinol Metab, 2008, 93 (9): 3266-3281.

9. SUKOR N. Primary aldosteronism: from bench to bedside. Endocrine, 2012, 41 (1): 31-39.

10. SCOGGINS B A, COGHLAN J P. Primary hyperaldosteronism. Pharmacol Ther, 1980, 9 (3): 367-394.

11. MULATERO P, MONTICONE S, BERTELLO C, et al. Evaluation of primary aldosteronism. Curr Opin Endocrinol Diabetes Obes, 2010, 17 (3): 188-193.

（宣睿）

笔记

第四章
骨代谢和甲状旁腺篇

病例 16　Paget 骨病 1 例

📋 病历摘要

患者，男，68 岁。

［主诉］　脊柱变形 20 余年，腰背部疼痛 2 个月入院。

［现病史］　患者 20 余年前无明显诱因出现脊柱后突变形，未予重视。2 个月前出现脊柱变形加重，伴腰背部疼痛，活动时明显，不能平卧，遂至当地医院就诊，查胸部 X 线片：①胸椎侧弯，骨质退行性改变，多发椎体骨折。②第 1、第 3 腰椎椎体压缩。予对症治疗（具体诊疗过程不详），未见好转；体格检查见头颅稍增大、变形；脊柱后突畸形，活动度差，腰背部椎体有压痛及叩击痛。

[实验室检查] 骨代谢六项检查：β-胶原特殊序列 810.70 ng/mL；总Ⅰ型胶原氨基端延长肽 54.59 ng/mL；骨型碱性磷酸酶 85 U/L；骨钙素 18.30 ng/mL；血清 25-羟维生素 D 42.28 ng/mL；甲状旁腺素 55.08 pg/mL；血、尿、粪便常规以及肝功能、肾功能、电解质、血脂、血尿轻链检测、尿 β₂ 微球蛋白、风湿免疫功能、肿瘤四项大致正常；本周尿蛋白阴性；异常免疫球蛋白综合诊断：未见 M 蛋白；骨髓穿刺涂片检查：未见异常浆细胞。

[影像学检查] 头颅正侧位片：颅骨可见多发大小不等穿凿样骨质破坏区，边缘清晰，未见硬化缘（图 16-1）；腰椎正侧位片：脊柱轻度侧弯，生理曲度欠佳，诸椎骨见骨质疏松，第 2、第 3 腰椎椎体向后移位，第 10 胸椎及第 1～3 腰椎椎体不同程度变扁，诸椎体间隙宽窄不一（图 16-2）；胸部正位片：脊柱侧弯；骨盆正侧位片：骨盆诸骨见骨质疏松改变；胸部 CT 平扫：第 8、第 10 胸椎压缩性骨折；全身骨显像：第 8、第 10 胸椎及第 1～3 腰椎代谢异常活跃，考虑压缩性骨折；骨密度测定：低骨量。

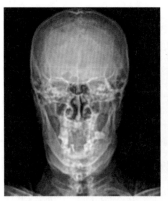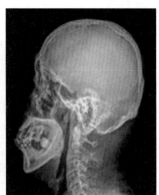

正位 　　　　　　　　　　　　　侧位

图 16-1　头颅正侧位片

笔记

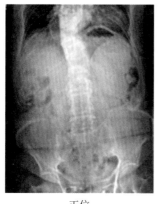　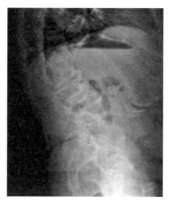

正位　　　　　　　　　　　　侧位

图 16-2　腰椎正侧位片

［诊断］　Paget 骨病。

［治疗经过］　入院完善相关检查，结合患者病史、体征，诊断为 Paget 骨病，并予碳酸钙 D₃ 片、骨化三醇软胶囊补钙及维生素 D 治疗，联合鲑降钙素行止痛、抗骨质疏松治疗；住院治疗 4 天后出院，患者感腰背部疼痛较前好转。出院后予口服阿仑膦酸钠片、碳酸钙 D₃ 片、骨化三醇软胶囊治疗。

病例分析

1. Paget 骨病简介

Paget 骨病是一种骨重建异常、骨小梁高速溶解所导致的骨质量和骨力学强度下降的代谢性骨病，易引发病理性骨折，又称为 Paget 骨病或变形性骨炎，是 1876 年 Sir James Paget 首次提出的。这种疾病在全身的任何部位都可以发生，经常涉及中轴骨骼，最常见的发病部位包括骨盆（70%）、股骨（55%）、腰椎（53%）、颅骨（42%）和胫骨（32%）。男女均可发病，主要好发于中老年人，常发生于

笔记

50 岁以上者，15% 有家族史。

2. Paget 骨病的病因

病因尚未明确，可能与遗传因素、慢性病毒感染有关。

3. Paget 骨病的临床表现

①本病隐匿起病；②骨痛：由神经受压或骨关节炎引起，多为深部钝痛，偶为剧痛，夜间明显；③骨畸形：头颅增大、驼背和四肢弯曲畸形；④骨质疏松、骨折：骨强度减弱；⑤压迫症状：脊髓及神经根受压症状，听力减退；⑥血管窃血综合征：神经精神症状如肢体轻瘫和侧瘫。

4. Paget 骨病的诊断

主要根据病史、临床症状和实验室及影像学检查资料来诊断。

多数 Paget 骨病患者无临床症状，在疾病的早、中期诊断较困难。对有下列临床症状者应怀疑 Paget 骨病，并进一步检查：①头颅逐年增大，伴有耳聋或其他脑神经受损症状；②上、下肢出现进行性加重的弓状畸形；③原因不明的病理性骨折；④原因不明的血 ALP 增高。X 线检查有助于诊断受累病灶区。

5. Paget 骨病的鉴别诊断

应与甲状旁腺功能亢进症、多发性骨髓瘤、骨纤维异常增生症、骨转移瘤等代谢性骨病相鉴别。

6. Paget 骨病的治疗

目前 Paget 骨病尚无彻底治愈的方法，治疗的目的是控制该病加剧进展，预防病理骨折、神经系统受压和恶化等的发生。主要的治疗方法有药物治疗及外科治疗。

（1）药物治疗：主要包括以下几项。①降钙素：具有抑制破骨细胞增殖作用，能降低骨转换率及骨吸收，开始每日肌注鲑鱼降钙素 50～100 U，数周后改为隔日 100 U。骨痛基本消失后逐渐减至每周 100～200 U。测定碱性磷酸酶和 β- 胶原特殊序列用于评估治疗效果，4～8 周以后判定治疗有效性。②双膦酸盐：具有抑制破骨细胞增殖作用，能降低骨转换率及骨吸收。例如阿仑膦酸钠 70 mg 口服、每周 1 次，或者唑来膦酸 5 mg 静脉滴注、每年 1 次。③基础治疗：补充钙剂及维生素 D，每日摄入 1000～1500 mg 钙，充分日光浴，维生素 D 至少每天需 400 U。

（2）外科治疗：主要适应证如下。①骨折：外科手术有益于骨折愈合。②严重退行性关节炎：当保守治疗不能有效时，髋、膝关节置换术成为必要措施。③畸形：矫形术有利于下肢关节，尤其是膝关节功能的恢复。大多数的颅骨、脊柱骨膨大所致的神经症状都能通过非手术方法缓解，所以勿急于行减压手术。

专家点评

Paget 骨病发病无性别差异，初次就诊的年龄多在 40 岁以上，有家族遗传性特点，阳性家族史占 15%～40%，可能与 OPG-RANK-RANKL 信号分子或相关基因突变有关，多数为散发性，不同个体临床差异大，多数患者临床表现不典型，常因血清 ALP 升高或骨骼畸形而诊断。X 线局限性骨吸收与骨质硬化病变混合存在，颅骨增厚出现"骨性狮面"，脊柱侧弯，脊髓受压。短期治疗目的为降低骨转换和缓解症状，长期治疗的目的是防止骨关节病，防止疾病进一步发展，降低致残率。

参考文献

1. 沈霖. Paget's 骨病研究进展. 临床内科杂志，2016，33（9）：592-595.

2. PAPAPOULOS S E，宁志伟. Paget 骨病. 国际内科双语杂志：中英文，2002，2（4）：40-42，98-100.

3. 李伟，王茹，陈佳，等. Paget 骨病的临床特征及唑来膦酸盐的疗效分析. 骨科临床与研究杂志，2019，4（1）：38-43.

（杨雅）

病例 17　特发性成年骨质疏松症 1 例

病历摘要

患者，男，47 岁。

[主诉]　发现骨质疏松 4 月余。

[现病史]　患者自诉 4 个月前体检时在外院行骨密度检查提示腰椎骨质疏松，髋关节低骨量；偶有泡沫尿，无腰痛、乏力，无全身酸痛，无发热、胸闷、胸痛等，诊断为"骨质疏松"，遂行抗骨质疏松治疗（骨化三醇 1 粒、每天 3 次，碳酸钙 D_3 1 片，每天 1 次），一段时间后复查骨密度同前，且指标较前加重。现患者为求进一步诊治，就诊于我院，门诊拟"骨质疏松"收治我科。起病以来，患者精神、食欲、睡眠可，大小便正常，体重未见明显下降，无腰背、关节疼痛，无身高变矮，无驼背。

[既往史]　既往身体一般。有十二指肠溃疡病史 20 余年。否认高血压、糖尿病、心脏病病史，否认肝炎、结核病史，否认药物、食物过敏史，否认糖皮质激素使用史，否认重大外伤、手术及输血史，预防接种史不详。

[个人史]　生于原籍，旧居本地，无疫区、疫水接触史，无烟酒嗜好。否认毒物 / 放射性物质接触史。

[婚育史]　已婚已育，育有 1 女，配偶及女体健。

[家族史]　否认家族遗传病史及类似疾病史。

[入院查体]　体温 36.4 ℃，脉搏 90 次 / 分，呼吸 21 次 / 分，血压 112/80 mmHg。BMI 20 kg/m²。神清，甲状腺未触及肿大。胸廓

无畸形，心肺听诊未闻及异常，腹软，无压痛及反跳痛，未触及肝、胆、胰、脾，脊柱、四肢外形正常，脊柱无压痛，双下肢无水肿。

[实验室检查] 肝功能：总胆红素 23.64 μmol/L，直接胆红素 5.24 μmol/L，高密度脂蛋白 1.60 mmol/L，同型半胱氨酸 12.70 μmol/L。

轻链检测（κ、λ）+ 免疫功能六项：血清补体 C3 0.66 g/L（正常值 0.9 ～ 1.8 g/L），免疫球蛋白 κ 链 14.30 g/L（正常值 6.29 ～ 13.5 g/L），免疫球蛋白 λ 链 6.75 g/L，κ/λ 比率 2.119。

肾功能：尿蛋白浓度 227.62 mg/L（正常值 < 100 mg/L），尿微量白蛋白 28.10 mg/L，N- 乙酰 -β-D- 氨基葡萄糖苷酶（N-acety-beta-D-glucosaminidase，NAG）酶 16.94 U/L（正常值 0.3 ～ 12 U/L）。

甲状腺激素及抗体：游离三碘甲状腺原氨酸 3.62 pg/mL，游离四碘甲状腺素 1.26 pg/mL，TSH 1.67 mIU/L，甲状腺球蛋白抗体 < 15 U/mL，甲状腺过氧化物酶抗体 < 28 U/mL，AFP 6.1 ng/mL。

肿瘤标志物：癌胚抗原（carcinoembryonic antigen，CEA）2.73 ng/mL，铁蛋白 106.4 ng/mL，CA-199 16.56 U/mL，总前列腺特异性抗原 1.95 ng/mL，复合前列腺特异性抗原 1.67 ng/mL。

性激素：卵泡刺激素 5.69 mIU/mL，黄体生成素 5.20 mIU/mL，雌二醇 26.27 pg/mL，孕酮 0.38 ng/mL，催乳素 17.63 ng/mL，睾酮 484 ng/dL。

骨代谢指标：骨钙素 15.08 ng/mL，甲状旁腺素 26.63 pg/mL，25-羟基维生素 D 22.10 ng/mL，总 I 型胶原氨基端延长肽 15.45 pg/mL，β- 胶原特殊序列 208.80 ng/mL，骨型碱性磷酸酶 75 U/L。

皮质醇周期节律：8：00 19.91 μg/dL，16：00 7.46 μg/dL，0：00 5.52 μg/dL；促肾上腺皮质激素 52.37 pg/mL。

其他：糖化血红蛋白 4.5%，尿素 5.35 mmol/L，肌酐 79.67 μmol/L，

估算肾小球滤过率 96.15，尿酸 279.90 μmol/L，视黄醇结合蛋白 28.76 mg/L，$β_2$- 微球蛋白 1.17 mg/L，葡萄糖 4.38 mmol/L，总胆固醇 5.15 mmol/L，三酰甘油 0.71 mmol/L；钾 4.26 mmol/L，钠 140.50 mmol/L，氯 101.10 mmol/L，总钙 2.26 mmol/L，二氧化碳结合力 27.10 mmol/L，磷 0.95 mmol/L，镁 0.99 mmol/L；本周尿蛋白定性检查阴性；三大常规检查均无明显异常。

［影像学检查］　电子胃肠镜：十二指肠球部溃疡，非萎缩性胃炎；胃窦取病理活检：提示中度慢性浅表性胃炎；颅脑 + 腰椎 MRI 平扫：腰椎退行性变伴 $L_4 \sim L_5$ 椎间盘向后突出；脑内散在慢性缺血灶；全身骨显像：未见异常；肝、胆、胰、脾、双肾彩超：肝多发性囊肿；胆、胰、脾、双肾未见明显异常。

［诊断］　特发性成年骨质疏松症，慢性浅表性胃炎，十二指肠球部溃疡，腰椎间盘突出，腰椎退行性变。

［治疗经过］　针对骨质疏松症主要予以阿法骨化三醇 0.25 μg、每天 3 次，钙尔奇 D_3 片 600 mg、每天 1 次治疗，经各项检查结果排除继发性骨质疏松后予以唑来膦酸 5 mg 抗骨质疏松治疗。患者未诉不适，一般情况可。

病例分析

骨质疏松症（osteoporosis，OP）是一种以骨量低，骨组织微结构损坏导致骨脆性增加，易发生骨折为特征的全身性骨病。其可发生于任何年龄，多见于绝经后女性和老年男性。骨质疏松症分为原发性和继发性两大类。原发性骨质疏松症包括绝经后骨质疏松症（Ⅰ 型）、老年骨质疏松症（Ⅱ 型）和特发性骨质疏松症。特发性骨质疏松症包括特发性青少年骨质疏松、特发性成年人骨质疏松及特发性妊娠或哺乳期骨质疏松，特发性骨质疏松症是建立在排除其他原发及继发性骨质疏松症的基础上而诊断的。

特发性成人骨质疏松定义为发生在成年女性闭经前、男性在60岁前无诱因出现的全身性骨代谢性疾病。特发性骨质疏松原因尚未明确，可能的原因有：①骨量的峰值下降造成骨量与同龄人比相对减少，骨量减少可能在早年就已经开始，并持续至成年。②骨量减少速度加快，使青年时的骨密度低于骨折阈值。③没有明确的骨代谢异常，决定骨量的最基本因素是遗传基因。该疾病临床表现滞后，检验大致正常，一般通过体检行骨密度测量方可发现。

1. 临床表现

特发性成年骨质疏松患者表现为较早地出现腰背痛，疼痛的程度与骨质疏松的进展程度有关，有脊柱变形，且易脆性骨折，骨折后愈合较慢，身高变短不明显。特发性成年骨质疏松患者可见全身普遍性骨质疏松，以脊柱和肋骨等处明显，椎体可出现双凹变形或压缩成楔形。许多特发性成年骨质疏松患者骨代谢指标无明显改变，少数表现为高钙血症。

2. 诊断

特发性成年骨质疏松患者表现为较早地出现腰背痛，脊柱变形或发生骨折或症状不明显。通过评估导致骨质疏松的危险因素，检验学排除其他相关疾病及经双能 X 射线吸收法（dual energy X-ray absorptiometry，DEXA）进行骨密度测量发现最常见的椎骨和髋骨出现骨量低或骨质疏松。目前国际上公认的骨质疏松诊断标准是以骨密度的测量为基础的，该标准主要依据 DEXA 对腰椎、股骨近端和桡骨远端的测量结果加以判定，具体判定标准为：T 值≥ –1 SD 者定为正常人；–1 SD ＞ T 值＞ –2.5 SD 者定为低骨量；T 值≤ –2.5 SD 者定为骨质疏松症；严重骨质疏松症是指 T 值符合骨质疏松症诊断标准并伴有一处或多处骨折者。T 值用于诊断绝经后妇女和 50 岁及以上的男性，Z 值用于诊断儿童、绝经前女性和 50 岁以下的男性。此处是通过 Z 值来诊断骨质疏松，Z 值≤ –2 SD 即可诊断为骨质疏松。

3. 鉴别诊断

①内分泌疾病，如甲状旁腺功能亢进、甲状腺功能亢进、糖尿病、性腺功能减退、库欣综合征等；②呼吸系统疾病，如慢性阻塞性肺疾病（chronic obstructive pulmonary disease，COPD）；③消化系统疾病，如慢性胃肠疾病、肝硬化，或做过胃、肠切除手术者；④慢性肾脏疾病，如肾小球肾炎、肾盂肾炎、肾病综合征等；⑤恶性肿瘤，如乳腺癌、肺癌、肾癌；⑥血液系统肿瘤，如多发性骨髓瘤等经常会发生骨骼转移的肿瘤；⑦自身免疫类疾病，如类风湿性关节炎、系统性红斑狼疮、强直性脊柱炎；⑧某些药物：肾上腺皮质激素如泼尼松、地塞米松等；抗癫痫药如苯巴比妥、苯妥英钠等，以及长时间和大剂量应用肝素抗凝剂；⑨生活习惯，如酗酒、长时间静坐等都可引发骨质疏松。

4. 治疗方法

①调整生活方式，均衡饮食，外加户外活动及负重运动；②补充骨健康基本营养素，如钙剂及维生素 D；③抗骨质疏松药物：骨吸收抑制剂如双膦酸盐类、降钙素类；骨形成促进剂如甲状旁腺类；④活性维生素 D 及其类似物。针对有骨痛的特发性成年骨质疏松可

笔记

应用降钙素治疗，降钙素可抑制破骨细胞活性、减少破骨细胞数量，从而抑制骨吸收、减缓骨量丢失，同时也有中枢镇痛作用。常见药物的用法用量见表 17-1。

表 17-1 常见药物的用法用量

常见药物	用法用量
双膦酸盐类	
阿仑膦酸钠	阿仑膦酸钠片剂：70 mg/ 片，口服，每次 1 片，每周 1 次；10 mg/ 片，口服，每次 1 片，每天 1 次； 阿仑膦酸钠肠溶片：70 mg/ 片，口服，每次 1 片，每周 1 次；10 mg/ 片，口服，每次 1 片，每天 1 次； 阿仑膦酸钠 D_3 片：阿仑膦酸钠 70 mg + 维生素 D_3 2800 IU 或 5600 IU 的复合片剂，口服，每次 1 片，每周 1 次
唑来膦酸	唑来膦酸静脉注射剂，5 mg/ 瓶，静脉滴注，每年 1 次
利塞膦酸钠	利塞膦酸钠片剂，35 mg/ 片，口服，每次 1 片，每周 1 次；5 mg/ 片，口服，每次 1 片，每天 1 次
降钙素类	
鲑降钙素	鲑降钙素注射剂，50 IU/ 支，50 IU 或 100 IU 皮下或肌内注射，每天 1 次
甲状旁腺素类似物	
特立帕肽	每次 20 μg，皮下注射，每天 1 次
活性维生素 D 及其类似物	
1α- 羟维生素 D_3（α- 骨化醇）	口服，每次 0.25 ～ 1.0 μg，每天 1 次
1, 25 双羟维生素 D_3（骨化三醇）	口服，每次 0.25 μg，每天 1 次或 2 次，或每次 0.5 μg、每天 1 次

专家点评

原发性骨质疏松中的特发性骨质疏松，发病率低，病因尚不明确，可能与成年期骨峰值相对于其他同龄人低或骨峰后丢失速度过快有关，具体发病机制可能与个体基因或自身免疫系统有关，需进一步研究。该患者系 47 岁男性，处于成年男性骨峰的持衡时期，非低 BMI，且无不良嗜好，无遗传病史，无明显症状、体征，临床检验大致正常，而腰椎骨密度提示骨质疏松，髋关节提示低骨量，无激素使用史，无内分泌、呼吸、消化、泌尿系统相关疾病，目前腰椎 T 值 < –2.5 SD，有使用抗骨质疏松药物指征，治疗同时辅以钙片和维生素 D_3 基础药物。嘱患者预防跌倒，平时注意摄入富含钙、低盐和适量蛋白质的均衡膳食。该患者多次门诊随访，指标正常，无新发骨折，治疗效果好。目前此类特发性骨质疏松症患者病因不明，说明骨质疏松的发病机制有待进一步完善，或许在今后的研究中能将此类骨质疏松的病因细分，如从基因、饮食习惯、相关常用药物不明确的不良反应等方面，从而可对因处理，以使患者预后更佳。

参考文献

1. 中华医学会骨质疏松和骨矿盐疾病分会 . 原发性骨质疏松症诊疗指南（2017）. 中华骨质疏松和骨矿盐疾病杂志，2017，10（5）：413-443.

2. 刘忠厚 . 骨质疏松症 . 北京：科学出版社，1998：545-551.

3. BILEZIKIAN J P. Idiopathic osteoporosis in men. Curr osteoporosis Rep，2013，11（4）：286-298.

4. ENSRUD K E，CRANDALL C J. Osteoporosis. Ann Intern Med，2017，167（3）：ITC17-ITC32.

（杨雅）

笔记

病例 18 继发性骨质疏松（多发性骨髓瘤）1 例

病历摘要

患者，男，39 岁。

[主诉] 骨痛 5 月余。

[现病史] 患者自诉 5 月余前无明显诱因出现腰骶部疼痛，呈持续性疼痛，无放射痛、牵涉痛，伴有活动受限，无明显加重或缓解因素，无四肢及躯体其他部位疼痛，夜间平卧后可出现双下肢抽搐，无下肢感觉、运动障碍，无头痛、头晕、恶心、呕吐等不适，曾至外院查风湿四项、HLA-B27、脊柱正位片，结果均无异常。5 个月来，症状有所加重，自诉双下肢肌肉较前萎缩，间断服用"镇痛药"，症状无明显缓解，于外院查脊柱 MRI 见第 3、第 4、第 9、第 12 胸椎及腰椎椎体呈楔形改变，考虑为陈旧性压缩改变，第 8/9、第 9/10 胸椎椎间盘轻度膨出，为求进一步诊治入院，门诊拟"骨痛待查"收入院。自患病以来，患者精神、食欲、睡眠一般，大小便正常，体重无明显下降。

[既往史] 既往体健，自诉有"胃病"，否认高血压、心脏病病史，12 年前有"腰部外伤"史，自诉有腰部骨折，否认药物、食物过敏史。否认肝炎、结核等传染病病史。无重大手术史，否认输血史。预防接种史不详。

[个人史] 原籍出生长大，无疫水接触史，生活居住环境一般，

无烟酒不良嗜好。

[婚育史] 已婚已育，育有 1 子，爱人及子均体健。

[家族史] 否认家族性遗传病史。

[入院查体] 生命体征正常，神志清楚，对答切题，中等偏瘦体型，皮肤巩膜无黄染，全身浅表淋巴结未扪及肿大，头颅、五官、四肢无畸形。颈软，脑膜刺激征（−）。胸廓、心、肺未查及异常，腹软、无压痛，脊柱四肢未见畸形，未触及明显压痛，腰骶部活动受限，各关节未见红肿。双下肢未见水肿，足背动脉波动可，四肢肌力、肌张力正常。两侧膝反射正常，Babinski 征及 Kernig 征均阴性。

[实验室检查] 急查血常规：白细胞计数 3.94×10^9/L↓，红细胞计数 2.92×10^{12}/L↓，血红蛋白 84 g/L↓，血小板计数 96×10^9/L↓；复查血常规（五分类法）：白细胞计数 2.09×10^9/L↓，红细胞计数 2.41×10^{12}/L↓，血红蛋白 66 g/L↓，血小板计数 78×10^9/L↓；急查电解质Ⅱ：总钙 2.82 mmol/L↑，磷 1.92 mmol/L↑，余正常；肝功能Ⅰ（9 项）＋肾功能Ⅱ＋血脂八项：白蛋白 38.00 g/L，球蛋白 38.00 g/L↑，白球比例 1.00↓，尿素 9.74mmol/L↑，肌酐 86.2 μmol/L，尿酸 435.60 μmol/L↑，葡萄糖 5.50 mmol/L，总胆固醇 2.73 mmol/L，三酰甘油 1.03 mmol/L，高密度脂蛋白 0.53 mmol/L↓，低密度脂蛋白 1.69 mmol/L；红细胞沉降率：50 mm/h↑。

甲状腺激素：游离三碘甲腺原氨酸 2.41 pg/mL，游离甲状腺激素 1.34 ng/dL，超敏促甲状腺激素 0.337 mIU/L↓，甲状旁腺激素（parathyroid hormone，PTH）7.80 pg/mL↓；血 β_2-微球蛋白（Beta-2-microglobulin，β_2-MG）：4.70 mg/L↑；尿液轻链检测：免疫球蛋白 κ 链 12.50 mg/L，免疫球蛋白 λ 链 149.00 mg/L↑；血轻链检测（κ、λ）：免疫球蛋白 κ 链 0.68 g/L↓，免疫球蛋白 λ 链 6.12 g/L↑， κ/λ 比率 0.111 ↓；尿液分析：隐血（++）↑，蛋白质（±）↑，比重 1.030 ↑，镜检红细胞：（+）↑；本周尿蛋白定性检验：（+）。

血清骨型碱性磷酸酶：成人型骨源性碱性磷酸酶 150 U/L ↑；免疫功能六项：免疫球蛋白 IgG 3.16 g/L ↓，免疫球蛋白 IgA 80.10 g/L ↑，免疫球蛋白 IgM ＜ 0.17 g/L ↓，血清补体 C3 0.67 g/L ↓，血清补体 C4 0.18 g/L，C 反应蛋白 17.70 mg/L ↑。

骨髓细胞学：全片浆细胞明显增多，约 20%，其中见双核及多核浆细胞；肿瘤四项、输血四项、凝血功能和乙肝二对半未见异常。因设备问题未完善骨转换标志物，故无法评价患者骨转换活性。

［影像学检查］ 全身骨显像：全身多处代谢异常活跃，考虑多发性骨髓瘤可能；颅脑 CT：颅骨多发骨质改变；颅脑＋胸腰椎 MRI：提示弥漫性颅骨和脊柱异常密度信号伴多发压缩性骨折，结合年龄提示多发性骨髓瘤可能性大，建议骨穿明确；骨盆正位 DR：骨盆诸骨及双股骨上端见不规则骨质密度减低区，第 4、第 5 腰椎椎体楔形改变，第 5 腰椎左侧椎弓根可见破坏，多发性骨转移瘤可能性大，但不排除多发性骨髓瘤；高分辨肺部 CT：双肺下叶多发纤维灶并胸膜粘连；右肺下叶感染，双侧胸腔积液；腹部彩超：提示胆囊息肉；胸部 X 线片、甲状旁腺显像及甲状旁腺 CT 未见异常。

［诊断］ 多发性骨髓瘤 IgA 型 ISS-Ⅱ，继发性骨质疏松伴病理性骨折，肺部感染。

［治疗经过］ 给予镇痛、改善循环、调节免疫、抗感染等对症治疗，以及血塞通防止血液凝滞治疗。后患者已至上级医院行进一步诊治。

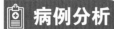 **病例分析**

继发性骨质疏松症是继发于特定疾病或服用某种药物所致的骨质疏松，其中之一为多发性骨髓瘤（multiple myeloma），其临床表现多有骨痛（主要以腰骶部最多见），贫血（与骨髓瘤细胞浸润抑制造血、肾功能不全有关），肾功能不全（蛋白尿、管型尿和急、慢性肾衰竭），感染（异常免疫球蛋白增多，中性粒细胞减少，故免疫力低下）和高钙血症（破骨细胞激活引起的骨再吸收增强和肾小球滤过率下降致钙的清除能力下降），出血倾向，高黏滞综合征，淀粉样变性，髓样浸润等。

1. 诊断及鉴别诊断

多发性骨髓瘤患者一般在 50 ～ 60 岁出现骨痛，尤其以腰骶部疼痛为著，易骨折，易感染，有贫血貌，实验室检测如血常规，电解质（包括钙、磷），血尿轻链（κ、λ），骨代谢六项，血 β_2- 微球蛋白，本周尿蛋白及骨髓穿刺检查，以及全身骨显像可明确病变分型。

继发性骨质疏松症诊断思路：一般为非绝经后女性或 60 岁以上男性出现骨痛、骨折或骨代谢异常，需先排除继发性骨病。①首先应行常规实验室检查，包括血常规、尿常规、肝肾功能、血电解质（血钙、血磷、血镁）、C 反应蛋白、碱性磷酸酶、血糖、骨代谢六项（骨钙素、甲状旁腺素、血清 25- 羟维生素 D_3、骨型碱性磷酸酶、β-CTX、Ⅰ型前胶原 N 末端前肽），用于初步筛选血液系统疾病、肝肾疾病、慢性炎症或感染、原发性甲状旁腺功能亢进、骨髓瘤、Paget 病以及骨软化症。通过 DEXA 测骨密度可以初步诊断有无骨质疏松，或用脊柱 X 线平片判断有无脊柱骨折、溶骨性破坏以及肿瘤性改变。

②然后根据需要选择特殊检查项目，如红细胞沉降率可判断有无慢性炎症反应以筛选炎症性肠病、风湿性疾病，类风湿因子等免疫指标可进一步诊断风湿性疾病，性激素（睾酮、雌激素、卵泡刺激素、黄体生成素）可确定有无性腺功能减低，催乳素可以排除催乳素瘤，血或尿皮质醇及地塞米松抑制试验可诊断库欣综合征，甲状旁腺激素可判断甲状旁腺功能亢进，促甲状腺激素可判断有无甲状腺功能亢进以及甲状腺素过量替代治疗，25 羟 – 维生素 D 可判断体内维生素 D 水平，24 h 尿钙可判断是否高尿钙，血 / 尿蛋白电泳可以排除骨髓瘤。必要时还可以进行骨活检，以尽早查出病因，让患者能尽早进行早期治疗，这对患者至关重要。

2. 病因

常见致继发性骨质疏松症的疾病见表 18-1。

表 18-1　常见致继发性骨质疏松症的因素及疾病

分类	具体原因
内分泌系统疾病	糖尿病、甲状腺功能亢进症、甲状旁腺功能亢进症、性腺功能减退症、库欣综合征
风湿类疾病	强直性脊柱炎、系统性红斑狼疮、类风湿性关节炎
血液系统疾病	贫血、白血病、淋巴瘤、血友病、多发性骨髓瘤
呼吸系统疾病	慢性阻塞性肺疾病、间质性肺疾病
胃肠道疾病	溃疡性结肠炎、克罗恩病、原发性胆汁性肝硬化、胆管闭锁、胆管瘘、乳糜泻
肾脏疾病	慢性肾功能不全、肾衰竭、慢性肾炎、肾小管酸中毒、肾病综合征
药物治疗	糖皮质激素、口服抗凝剂、肝素、他克莫司、甲氨蝶呤、抗癫痫药
遗传性疾病	血友病、卟啉病、高胱氨酸尿症、范科尼综合征
营养缺乏	蛋白质、维生素以及钙、磷等微量元素缺乏
其他原因	长期血液透析、器官移植、减肥手术、帕金森病、充血性心力衰竭、神经性厌食、酗酒、制动等失用性因素

笔记

3. 治疗方法

①多发性骨髓瘤患者应入血液科行进一步规范化治疗。②多发性骨髓瘤致骨质疏松者的治疗：唑来磷酸 5 mL∶4 mg。③高钙血症者：予水化、利尿治疗；使用二膦酸盐、降钙素，其余予以对症支持处理。④针对其他继发性骨质疏松症的治疗：基于相应的原发病行相应治疗。

专家点评

患者为中青年男性，因腰骶部疼痛伴活动受限来院治疗，因中青年常见疾病为强直性脊柱炎，但其已查风湿四项、HLA-B27 均阴性，故排除；脊柱 MRI 提示有陈旧性压缩性骨折，中青年男性出现骨折时需完善常规检查以排除继发性骨质疏松的疾病。患者生长发育正常，生活作息规整，未服用药物，无相关家族史，故需完善相关检查一一排除。常见疾病有：①内分泌系统疾病如甲状腺旁腺功能亢进、糖尿病、甲状腺功能亢进、库欣综合征等。②血液系统疾病如浆细胞病、白血病和淋巴瘤。③结缔组织疾病如成骨不全、马方综合征。④肾脏疾病如慢性肾衰竭、肾小管性酸中毒。⑤营养性及胃肠疾病如胃肠手术、肝胆疾病、咖啡因过度摄入等。⑥其他如缺乏日照、制动、失重，免疫抑制剂的使用（如糖皮质激素）及抗癫痫药，骨肿瘤及肿瘤的骨转移。因该患者三系降低，血钙偏高，血尿单克隆抗体高，β_2-MG 大于正常，且骨代谢活性指标血清骨型碱性磷酸酶大大高于正常；免疫球蛋白 IgA 明显升高，本周尿蛋白定性试验阳性，骨髓细胞学浆细胞明显增多，约 20%，故可明确诊断。从排除其他疾病到确诊，依赖于详细的病史询问、完整的体格检查及辅助检查，

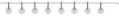 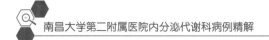
常规抗骨质疏松治疗方案治标不治本，效果不显著，故针对病因的
治疗至关重要。

<h2 style="text-align:center">参考文献</h2>

1. 中国医师协会血液科医师分会，中华医学会血液学分会，中国医师协会多发性
   骨髓瘤专业委员会.中国多发性骨髓瘤诊治指南（2017年修订）.中华内科杂志，
   2017，56（11）：866-870.

2. 姜艳，孔晶，邢小平.继发性骨质疏松症治疗.药品评价，2012，9（19）：41-46.

3. VAN BEURDEN-TAN C H Y，FRANKEN M G，BLOMMESTEIN H M，et al.
   Systematic literature review and network meta-analysis of treatment outcomes in
   relapsed and/or refractory multiple myeloma. J Clin Oncol，2017，35（12）：1312-
   1319.

（杨雅）

病例 19　假性甲状旁腺功能减退症 1 例

病历摘要

患者，女，22 岁。

[主诉]　反复双上肢抽搐 11 年余，晕厥 2 次。

[现病史]　患者自诉 11 岁开始无明显诱因出现抽搐，以双上肢为主，无四肢乏力，无头晕、头痛，无胸闷、心悸，无畏寒、发热，曾至当地医院就诊，考虑低钙血症，给予补钙对症支持治疗（具体不详），但症状仍反复发作。14 岁患者月经来潮，量少，经期不规律，每年 1～2 次，无腹痛，曾至当地医院就诊，给予补充孕酮等激素治疗，效果不佳。2017 年 7 月患者无明显诱因出现晕厥，伴四肢抽搐，持续 10 余分钟后自然苏醒，无口吐白沫，无头晕、头痛，曾至当地医院就诊，给予对症治疗（具体不详）。2019 年 2 月 21 日患者再次出现晕厥，伴双上肢抽搐，持续 10 余分钟后自然苏醒，无口吐白沫，伴头晕、头痛，至江西省某医院就诊，查电解质示钾 3.2 mmol/L，钙 1.47 mmol/L，给予补钾、补钙治疗。患者现为进一步治疗入院。门诊拟"低钙血症"收入院。患者起病以来，精神一般，睡眠、饮食可，大小便正常。

[既往史]　患者既往身体一般。否认高血压、糖尿病、冠心病、肾病病史。否认肝炎、结核病史，否认其他疾病史。否认手术、外伤、输血史，否认药物、食物过敏史。

[个人史]　生于原籍，久居本地，否认疫区、疫水接触史。否认毒物、放射性物质接触史。否认烟酒嗜好。

[婚育史] 未婚未育。

[月经史] 初潮 14 岁,每次持续 3 ~ 8 天,周期不规律,末次月经时间 2018 年 3 月 3 日。月经量少,颜色正常。无血块、无痛经史。

[家族史] 否认家族及遗传病史。

[入院查体] 体温 36.0 ℃,脉搏 90 次/分,呼吸 19 次/分,血压 104/66 mmHg。发育正常,营养中等,表情自然,无贫血貌,自主体位,步入病房,步态正常。神志清楚,查体合作。全身皮肤、黏膜无黄染、苍白、发绀及出血点、水肿、肝掌、溃疡、蜘蛛痣。全身浅表淋巴结未触及肿大。甲状腺未触及肿大,质软,未及结节,未及震颤,未闻及杂音。心、肺、腹体检未见明显异常,脊柱活动度可,脊柱无畸形,四肢关节无红肿及压痛,主动活动正常,双下肢无水肿。双侧膝腱反射对称引出,双侧 Babinski 征(-),脑膜刺激征(-)。

[专科检查] 面神经叩击征(++++),束臂加压试验(+)。

[实验室检查] 1)2019 年 2 月 21 日江西省某医院查电解质:钾 3.2 mmol/L,钙 1.47 mmol/L。骨钙素 15.74 ng/mL,甲状旁腺素 118.00 pg/mL,血清 25- 羟基维生素 D 20.30 ng/mL,骨型碱性磷酸酶 85 U/L。

2)我院实验室检查结果如下。性腺激素六项:卵泡刺激素 6.94 mIU/mL,黄体生成素 18.70 mIU/mL,雌二醇 37.07 pg/mL,孕酮 < 0.21 ng/mL,催乳素 22.52 ng/mL,睾酮 32 ng/dL。血清电解质:钾 3.83 mmol/L,钠 139.50 mmol/L,氯 104.20 mmol/L,总钙 1.44 mmol/L,二氧化碳结合力 25.61 mmol/L,磷 2.19 mmol/L,镁 0.77 mmol/L。血糖:空腹血糖 4.33 mmol/L,1 小时血糖 5.59 mmol/L,2 小时血糖 6.24 mmol/L。血清胰岛素:空腹 4.83 μU/mL,餐后 1 小时 38.69 μU/mL,2 小时 81.91 μU/mL。促肾上腺皮质激素:0:00 7.32 pg/mL,16:00 2.49 pg/mL,8:00 至 10:00 13.22 pg/mL。皮质醇:0:00 2.53 μg/dL,

16：00 6.31 μg/dL，8：00 13.84 μg/dL。

免疫性指标：免疫球蛋白 IgG 12.70 g/L，免疫球蛋白 IgA 2.48 g/L，免疫球蛋白 IgM 1.360 g/L，血清补体 C3 0.871 g/L，血清补体 C4 0.242 g/L，血清 C 反应蛋白 2.340 mg/L。抗中性粒细胞胞质抗体胞浆型、核周型及不典型均阴性，抗髓过氧化物酶抗体 0.912 IU/mL，抗蛋白酶 3 抗体 0.631 IU/mL。抗 nRNP/Sm 抗体、抗 Sm 抗体、抗 SS-A 抗体均阴性，抗 Ro-52 抗体、抗 SS-B 抗体、抗 Scl-70 抗体、抗 PM-Scl 抗体、抗 Jo-1 抗体、抗 CENP B 抗体、抗 PCNA 抗体、抗 dsDNA 抗体、抗 ANuA 抗体、抗 Histone 抗体、抗 Rib P 抗体、抗 AMA M2 抗体均阴性。抗 dsDNA 抗体 18.13 IU/mL，抗核抗体、抗双链 DNA 抗体、抗着丝点抗体、抗细胞浆抗体均阴性。总 I 型胶原氨基端延长肽 55.10 ng/mL，β- 胶原特殊序列 492.90 pg/mL。

凝血相关指标：纤维蛋白原浓度 3.33 g/L，凝血酶原时间 11.5 秒，国际标准化比值 0.99，凝血酶原活动度 112.2%，活化部分凝血时间 29.60 秒，凝血酶时间 18.6 秒，D- 二聚体 0.80 μg/mL。

尿液分析：白细胞（－），隐血（－），蛋白质（＋），亚硝酸盐（－），葡萄糖（－），酮体（－），尿胆原正常，胆红素（－），pH 6.00，比重 1.020。

肿瘤标志物：CA 125 14.90 U/mL，甲胎蛋白 2.0 ng/mL，癌胚抗原 1.51 ng/mL，铁蛋白 44.1 ng/mL，CA 199 47.18 U/mL。

内分泌激素：游离三碘甲状腺原氨酸 3.10 pg/mL，游离甲状腺素 1.09 ng/dL，超敏促甲状腺激素 2.399 mIU/L，甲状腺球蛋白抗体 170 U/mL，甲状腺过氧化物酶抗体 43 U/mL，卵泡刺激素 6.94 mIU/mL，黄体生成素 18.70 mIU/mL，雌二醇 37.07 pg/mL，孕酮＜ 0.21 ng/mL，催乳素 22.52 ng/mL，睾酮 32 ng/dL。

血脂检查：糖化血红蛋白 5.3%，总胆固醇 4.36 mmol/L，三酰甘油 0.78 mmol/L，高密度脂蛋白 1.45 mmol/L，低密度脂蛋白 2.11 mmol/L，非 HDL 胆固醇 2.91 mmol/L，载脂蛋白 -A 1.06 g/L，载脂蛋白 -B 0.57 g/L，载脂蛋白 -E 58.82 mg/L，脂蛋白 α 3.45 mg/dL，葡萄糖 4.75 mmol/L，同型半胱氨酸 8.24 μmol/L，总蛋白 66.98 g/L，白蛋白 39.05 g/L，球蛋白 27.93 g/L，白球比例 1.40。

肝肾功能 + 离子：总胆红素 10.44 μmol/L，直接胆红素 1.67 μmol/L，间接胆红素 8.77 μmol/L，天门冬氨酸氨基转移酶 20.37 U/L，丙氨酸氨基转移酶 10.73 U/L，碱性磷酸酶 121.98 U/L，前白蛋白 198.78 mg/L，γ- 谷氨酰基转移酶 11.91 U/L，总胆汁酸 25.68 μmol/L，甘胆酸 0.85 mg/L，α-L- 岩藻糖苷酶 14.80 U/L，5'- 核糖核苷酸水解酶 4.48 U/L，尿素 5.29 mmol/L，肌酐 50.38 μmol/L，估算肾小球滤过率 141.03，尿酸 180.23μmol/L，胱抑素 C 0.83 mg/L，钾 4.02 mmol/L，钠 142.03 mmol/L，氯 101.75 mmol/L，总钙 1.64 mmol/L，葡萄糖 4.75 mmol/L，游离脂肪酸 0.21 mmol/L，果糖胺 1.67 mmol/L。

血清特异性生长因子 57.46 U/mL，全血 C 反应蛋白 < 5.0 mg/L。

血常规：白细胞计数 6.46×10^9/L，红细胞计数 4.10×10^{12}/L，血红蛋白 128 g/L，血小板计数 275×10^9/L，中性粒细胞百分比 44.7%，淋巴细胞百分比 48.6%，单核细胞百分比 5.3%，嗜酸性粒细胞百分比 1.10%，嗜碱性粒细胞百分比 0.3%，中性粒细胞绝对值 2.89×10^9/L，淋巴细胞绝对值 3.14×10^9/L，单核细胞绝对值 0.34×10^9/L，嗜酸性粒细胞绝对值 0.07×10^9/L，嗜碱性粒细胞绝对值 0.02×10^9/L。

［影像学检查］ 妇科彩超：未见明显异常。胸部 X 线片：心、肺、膈未见明确异常 X 线征象。腹部彩超：肝内钙化灶。胆、胰、脾、双肾未见明显异常。心脏彩超：双侧颈部动脉未见异常。二尖瓣、三尖瓣、主动脉瓣微量反流。甲状腺彩超：甲状腺内部回声不均匀，血流较丰富，请结合临床。甲状腺实质内实性结节（TI-RADS3 类），

请结合临床并随诊。双侧颈部淋巴结在同龄人正常范围内。双侧甲状旁腺未见明显异常病变。垂体MRI：垂体可疑小结节，建议进一步增强扫描。双侧基底节区对称性 T_1 高信号，考虑代谢性病变，请结合钙磷实验室检查。左侧筛窦黏液囊肿。

［其他检查］　心电图：窦性心律不齐。

［诊断］　假性甲状旁腺功能减退症。

［治疗经过］　静脉注射10%葡萄糖酸钙10 mL，每天1～3次，同时补充钙剂和活性维生素D。

病例分析

假性甲状旁腺功能减退症与甲状旁腺功能减退症很相似，典型患者还有独特的骨骼缺陷和发育缺陷。典型症状有：①遗传缺陷所导致的体态异常，如身材矮粗、体胖脸圆、颈短斜视、桡骨弯曲、短指（趾）与掌骨（趾）畸形（多见于第4、第5掌骨或跖骨）。还可有智力低下、软组织钙化、味觉与嗅觉不良等。②周围靶器官（骨和肾）对甲状旁腺激素完全或部分缺乏反应，导致甲状旁腺组织代偿性增生、肥大。③甲状旁腺激素分泌增多，血中全段甲状旁腺激素浓度增高。

患者由于低血钙和高血磷，体内容易出现异位钙化，最常见的为颅脑的基底节钙化和晶状体钙化（白内障），个别患者会出现肾钙化，严重者可引起肾功能减退。体格检查，血常规，血钙、血磷、血甲状旁腺激素检查及尿钙、尿磷水平测定，X线片有助于确定诊断。

1. 诊断和鉴别诊断

根据患者身材矮小、体胖、圆脸、颈短、盾状胸、短指等典型症状结合血甲状旁腺激素水平、血生化、血常规、尿常规检查可诊断。

①患者有假性甲状旁腺功能减退症家族史。②患者有身材矮小、短指、圆脸、斜视、智力减退等症状。③血生化检查结果显示患者有低钙血症和高磷血症，血碱性磷酸酶水平正常或升高。④患者血甲状旁腺激素明显升高。⑤排除其他内分泌疾病。

2. 治疗

药物治疗：①抽搐发作期应即刻静脉注射10%葡萄糖酸钙10 mL，每日酌情1～3次不等，必要时辅以镇静剂如苯巴比妥钠或苯妥英钠肌注，同时补充钙剂和活性维生素D。②间歇期处理目的在于缓解低钙血症的症状，防止抽搐及异位钙化。口服维生素D_2或D_3，促进钙自肠道吸收，如维生素D效果不理想，可试用双氢速固醇（AT-10）或活性维生素D——$1\alpha(OH)D_3$。③钙盐可口服碳酸钙，每天2～4 g，常和维生素D等药物同时使用。④氯噻酮每天50 mg，低盐饮食以维持血钙正常。⑤镁剂，少数患者经上述处理后，血钙虽已提高至正常，但仍有抽搐症则应怀疑可能伴有血镁过低症，应使用镁剂。

专家点评

假性甲状旁腺功能减退症是一种罕见的靶组织对抗PTH的疾病，有甲状旁腺功能减退症的低血钙和高血磷的生化改变及临床变化。尽管部分患者临床上难以和原发性甲状旁腺功能减退症区别，测定iPTH增高则可确定诊断。此外，大多数患者存在异常的躯体表现，又称Albright's遗传性骨营养不良症（Albright's hereditary osteodystrophy，AHO）；智力减退亦常见。通常可分为假性甲状旁腺功能减退症Ⅰ型和Ⅱ型。Ⅰ型为靶器官细胞膜缺陷，靶器官不能对PTH形成腺苷酸环化酶。Ⅱ型靶器官能产生腺苷酸环化酶，但因以后程序中的细胞内缺陷，最终靶器官不能对cAMP反应，进而使生成的 cAMP 不能进一步产生生理效应，尿磷排出量没有增加。Ⅰ型及Ⅱ型假性甲状旁腺功能减退症都可伴或不伴有 AHO。由于靶器官的反应可部分丧失，因此又可进一步分为骨反应肾不反应及骨不反应而肾反应的亚型。假性甲状旁腺减退症Ⅰ型通常又可分为Ⅰa及Ⅰb两型。

1. 假性甲状旁腺减退症Ⅰa型

病因及发病机制：主要为 Gsa 基因突变，导致了 Gsa 蛋白功能的降低，由于 Gsa 蛋白基因表达不同可造成 PTH 激活 cAMP 受阻，进而造成 AHO 及多种内分泌缺陷。人的 Gsa 蛋白基因是复合的 20 kb 基因，定位在 20 q13.2。因基因突变产生不正常的 Gsa mRNA 而致病。本病的遗传方式为常染色体显性或隐性遗传。

诊断要点：该型为最常见的假性甲状旁腺功能减退症。临床表现主要有以下几项。① 低血钙症状：如手足搐搦，癫痫样发作，白内障，齿釉质缺乏，萌牙迟，基底节钙化；其中手足搐搦较轻微。②特殊躯体征：身材矮（身高＜155 cm），肥胖，圆脸，短颈，盾状胸，短指或短趾畸形，多见于第四、第五掌骨或跖骨。检查时将手握拳，由于第四、第五掌骨较短，可见两掌骨远端处不呈关节结节而呈凹陷。③智力低下：可呈进行性，出生时智力正常，随着年龄增长逐渐呈现智力低下。④少数可合并存在多种内分泌缺陷的临床表现。

实验室诊断：①血清钙降低，血磷升高，尿钙、磷降低。②血 iPTH 升高。③尿 cAMP 降低。

2. 假性甲状旁腺功能减退症Ⅰb型

病因及发病机制不明，多数认为 G 单位是正常的，亦有认为存在不易检测的异位 G 单位。诊断要点：临床表现无 AHO 的特殊躯体体征，不伴其他内分泌功能缺陷。实验室检查同Ⅰa型。鉴别诊断：与Ⅰa型鉴别主要看有无 AHO 的临床表现；因其易与原发性甲状旁腺功能减退症混淆，测定 PTH 则可鉴别之。

3. 假性甲状旁腺功能减退症Ⅱ型

病因及发病机制：靶细胞膜受体可接受 PTH 及合成 cAMP，但因存在受体后缺陷，靶细胞对 cAMP 无反应，因而 cAMP 不能进一步产生生理效应，尿磷排量不增加。可能由于细胞内钙离子浓度不足或蛋白激酶的缺陷，血磷升高，抑制 $1，25（OH）_2D_3$，进而使肠钙吸收减少。另一方面，PTH 抑制肾小管对钙的重吸收作用，抑制对骨的吸收作用，尿钙增加。以上因素可使血钙下降。

诊断要点：大多数患者无 AHO 体征，症状和原发性相似。

实验室检查：①低血钙，高血磷，尿钙、尿磷均下降。② iPTH 升高。③尿 cAMP 降低。

此例患者存在低血钙症状，如手足搐搦、癫痫样发作；没有出现特殊躯体征，如身材矮小（身高＜155 cm）、肥胖、圆脸、短颈、盾状胸、短指或短趾畸形；没有出现智力低下，合并存在性激素缺乏临床表现。同时实验室检查见血清钙降低，血磷升高，尿钙、磷降低，血 iPTH 升高，故诊断为假性甲状旁腺功能减退症明确。

参考文献

1. 廖二元，超楚生. 内分泌学. 北京：人民卫生出版社，2004.
2. 史轶蘩. 协和内分泌和代谢学. 北京：科学出版社，1999：1486.
3. 徐德永. 假性甲状旁腺机能低下. 临床放射学杂志，2000，19（3）：181-182.
4. 中华医学会骨质疏松和骨矿盐疾病分会，中华医学会内分泌分会代谢性骨病学组. 甲状旁腺功能减退症临床诊疗指南. 中华骨质疏松和骨矿盐疾病杂志，2018，11（4）：323-337.

（李经）

病例20 原发性甲状旁腺功能亢进症误诊为转移性骨肿瘤1例

病历摘要

患者，男，50岁。

[主诉] 全身骨痛1年余，骨骼变形伴行走困难半年。

[现病史] 患者诉2016年11月无明显诱因出现双肋部轻度疼痛，未予重视。后感全身骨痛，以双肋部、肩部、髋部、左胫骨为主，伴翻身、活动受限，在江西省某医院行CT检查：①胃癌术后，②两肺结节，③多个骨质密度不均匀区，予止痛等治疗。2017年4月全身疼痛加重，在当地医院诊断考虑骨质疏松，予唑来膦酸4 mg静脉注射、每月1次，并予口服曲马多止痛治疗，疼痛可减轻。2017年12月左右开始出现骨骼逐渐畸形，伴行走困难，只能依靠轮椅行动。诉1个月前双肋部、双髋部疼痛加重，曲马多止痛效果欠佳，于2018年5月14日至外院住院治疗，查血生化见碱性磷酸酶741 U/L，血磷0.49 mmol/L，甲状旁腺素1181.4 pg/mL，降钙素1.57 pg/mL；甲状腺彩超示甲状腺右叶上极后方结节。骨扫描示全身多处骨转移。为求进一步诊治，就诊于我院。起病以来，患者精神、饮食、睡眠尚可，体重稍有下降，长期便秘，近半年身高缩短10 cm。

[既往史] 既往身体较差。于1995年行阑尾切除术；2002年行胃癌胃大部切除术；2011年因左胫骨占位行占位切除＋骨质填充术，术后下蹲时出现左胫骨下段骨折，未手术治疗；2015年行胃癌

吻合口手术 + 胆结石摘除术；2016 年因腰椎间盘突出行手术治疗。否认高血压、糖尿病、冠心病、肾病病史。否认肝炎、结核病史。否认其他疾病史。否认外伤、输血史。否认药物、食物过敏史。

［个人史］　生于原籍，久居本地，否认疫区、疫水接触史。否认毒物、放射性物质接触史。否认烟酒嗜好。

［婚育史］　已婚，30 岁结婚，配偶体健，夫妻关系和睦。育有 1 女，体健。

［家族史］　否认家族及遗传病史。

［入院查体］　体温 37.0 ℃，脉搏 99 次 / 分，呼吸 20 次 / 分，血压 102/80 mmHg，BMI 15.6 kg/m^2。发育正常，营养不良，体型消瘦，轮椅推入病房，颈部缩短，甲状腺未触及肿大，桶状胸，脊柱后突，胸廓、骨盆挤压痛，心率 99 次 / 分，心律齐，未及杂音，腹部凹陷，可见手术瘢痕，肝、脾未触及肿大，脊柱畸形，活动受限，四肢肌肉萎缩，肌力 2 ～ 3 级，关节无红肿，双下肢有轻度凹陷性水肿。

［实验室检查］　血常规：WBC 4.97×10^9/L，RBC 4.23×10^{12}/L，Hb 96 g/L，红细胞比容 31.4%（小细胞低色素贫血）。肝功能 I（11 项）：总蛋白 60.86 g/L，白蛋白 33.73 g/L，碱性磷酸酶 688.98 U/L，余项正常。肾功能 II：尿素 2.88 mmol/L，肌酐 38.12 μmol/L，尿酸正常。电解质 II：钙 2.44 mmol/L（校正后 2.56 mmol/L），磷 0.44 mmol/L，镁 0.65 mmol/L，钾、钠、氯正常。肌酶谱、血糖、血脂、肿瘤四项均正常。尿常规：正常；尿钙 5.89 mmol/24 h；尿磷 2.39 mmol/24 h（低下）；本周尿蛋白阴性；尿轻链正常。性激素六项：正常；皮质醇节律：正常；ACTH：正常（14.76 pg/mL）；甲状腺功能：FT$_3$、FT$_4$ 正常，TSH 5.146 mIU/L；甲状腺激素抗体：正常；胃泌素 17：正常；胃泌素释放肽前体：正常。风湿四项、抗核抗体谱（ANA、ANA 谱 3、

ANCA）、免疫功能六项、血轻链均正常。骨代谢六项：骨钙素 139.20 ng/mL（正常值 11 ～ 48 ng/mL）、甲状旁腺素 846.60 pg/mL（正常值 15 ～ 65 pg/mL）、血清 25- 羟基维生素 D 13.56 ng/mL（正常值 ＞ 30 ng/mL）、骨型碱性磷酸酶 255 U/L（正常值 0 ～ 150 U/L）、总 I 型胶原氨基端延长肽 173.20 ng/mL（正常值 9.06 ～ 76.24 ng/mL）、β- 胶原特殊序列 488 pg/mL（正常值 43 ～ 783 pg/mL）。

［影像学检查］ 甲状腺彩超：甲状腺右侧叶背侧低回声团块，考虑甲状旁腺腺瘤可能，甲状腺未见异常。颈部 CT：甲状腺右叶后方见一软组织结节，边界清晰，大小约 1.4 cm × 1.1 cm。甲状旁腺显像：右下甲状旁腺功能亢进。骨密度：骨质疏松，腰椎 T 值 –8.1 SD，髋关节 T 值 –5.3 SD。外院骨扫描：全身多处骨转移，我院重新阅片考虑代谢性骨病改变，非骨转移显像。外院胸腹部 CT：胃癌术后，残胃壁局部增厚，右肾小结石。

相关检查结果见下图（图 20-1）。

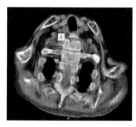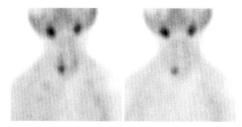

图 20-1 影像学资料（左一：颈部 CT；中间和右一：甲状旁腺显像）

［治疗经过］ 患者有原发胃癌病史，诊疗过程中请甲状腺外科、骨科、肿瘤科、核医学科、放射科等科室进行了多学科诊疗讨论，以确定骨骼改变到底是肿瘤相关性骨软化症或骨转移性癌还是原发性甲状旁腺功能亢进症，具体讨论意见如下。①核医学科：患者骨显像示超级影像，临床上要考虑多发骨转移或代谢性骨病，二

者的鉴别点在于代谢性骨病头颅骨存在"戴帽征"典型表现，以及对称性骨受累；骨转移瘤多在中轴骨显影深，呈广泛、不对称性骨受累。故该患者骨显像提示代谢性骨病改变，非骨转移显像。该患者有显著的低磷血症，伴有骨骼畸形和骨痛，要注意排除低磷骨软化症，此病骨显像头颅骨不会出现浓聚，故结合骨显像低磷骨软化症不考虑。另外从骨显像特点上可排除单纯性骨质疏松、肾性骨病、Paget 骨病、骨纤维结构不良。因此，结合临床、甲状旁腺显像以及甲状旁腺激素水平，考虑原发性甲状旁腺功能亢进症。②肿瘤科：低磷骨软化症是一种少见的骨代谢疾病，以低血磷、高尿磷、低 $1,25(OH)_2D_3$ 水平、骨骼矿化障碍为特点，相关肿瘤多发生于四肢，其次为头颈颌面部，肿瘤切除后临床症状和生化检查可在短期内显著改善。患者胃癌病史有 16 年，出现全身骨痛，血磷低，但尿磷不高，目前暂不考虑肿瘤相关低磷骨软化症。此外患者胸腹部影像学检查未见明显异常，肿瘤复发暂不考虑。③放射科：患者脊柱 X 线片、骨盆平片提示全身骨质疏松，考虑代谢性骨病。全身骨质疏松需排除多发性骨髓瘤，但多发性骨髓瘤以骨质破坏为主要表现，此患者暂未发现骨质破坏，且化验检查亦不支持。此患者有胃癌病史，骨转移瘤需排除，此病主要累及中轴骨。该患者合并低磷血症，低磷骨软化症亦需排除，此病以骨骼变形为主，目前 X 线片检查不支持此病。故结合患者甲状旁腺显像、骨显像特点，结合临床，考虑原发性甲状旁腺功能亢进所致代谢性骨病。④骨科：结合前面几位专家意见，该患者考虑原发性甲状旁腺功能亢进所致代谢性骨病，不考虑多发性骨髓瘤、骨转移瘤等所致骨痛。该患者后期治疗预防骨折非常重要。⑤甲状腺外科：临床上存在骨折及多发性肾结石、血钙高的患者要注意排查甲状旁腺功能亢进，该病容易误诊。该患者甲状腺超声、颈部 CT 及甲状旁腺显像均明确提示甲状腺右叶后方结节，结合甲状旁腺激素水平升高，诊断考虑原发性甲状旁腺功能亢进症、甲状旁腺肿瘤，建议手术治疗。故患者转入甲状腺外科行手术治疗，术后患者 PTH 由 846.6 pg/mL 降至 26.3 pg/mL；血钙由 2.64 mmol/L 降至 1.8 mmol/L。术后病理提示右下甲状旁腺腺瘤。

［最终诊断］ 原发性甲状旁腺功能亢进症，右下甲状旁腺腺瘤。

病例分析

原发性甲状旁腺功能亢进症（primary hyperparathyroidism，PHPT）简称原发甲旁亢，系甲状旁腺组织原发病变致甲状旁腺激素分泌过多导致的一组临床综合征，包括高钙血症、肾钙重吸收和尿磷排泄增加、肾结石、肾钙质沉着症和以皮质骨为主的骨吸收增加等。病理以单个甲状旁腺腺瘤最常见，少数为甲状旁腺增生或甲状旁腺癌。

1. 临床表现

PHPT 病情程度不同，临床表现轻重不一。PHPT 临床表现可累及机体的多个系统，具体如下。

（1）非特异性症状：乏力、易疲劳、体重减轻和食欲减退等。

（2）骨骼：常表现为全身性、弥漫性、逐渐加重的骨骼关节痛，承重部位骨骼的骨痛较为突出，如下肢、腰椎部位。病程较长的患者可出现骨骼畸形，包括胸廓塌陷、脊柱侧弯、骨盆变形、四肢弯曲等。患者可有身高变矮。轻微外力即易引发病理性骨折，或出现自发骨折。纤维囊性骨炎好发于颌骨、肋骨、锁骨及四肢长骨，病变部位容易发生骨折，四肢较大的纤维囊性骨炎病变可能被触及和

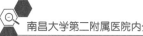

有压痛。患者的活动能力明显降低，甚至活动受限。牙齿松动或脱落。

（3）泌尿系统：患者常出现烦渴、多饮、多尿；反复、多发泌尿系结石可引起肾绞痛、输尿管痉挛、肉眼血尿，甚至尿中排沙砾样结石等。患者还易反复罹患泌尿系感染，少数病程长或病情重者可引发肾功能不全。

（4）消化系统：患者有纳差、恶心、呕吐、消化不良及便秘等症状。部分患者可出现反复消化道溃疡，表现为上腹疼痛、黑便等症状。部分高钙血症患者可伴发急、慢性胰腺炎，出现上腹痛、恶心、呕吐、纳差、腹泻等临床表现，甚至以急性胰腺炎发作起病。

（5）心血管系统：高钙血症可以促进血管平滑肌收缩，血管钙化，引起血压升高，高血压是 PHPT 最常见的心血管系统表现，PHPT 治愈后，高血压可得以改善。少数 PHPT 患者可以出现心动过速或过缓、ST 段缩短或消失，QT 间期缩短，严重高钙血症者可出现明显心律失常。

（6）神经肌肉系统：高钙血症患者可出现淡漠、消沉、烦躁、反应迟钝、记忆力减退，严重者甚至出现幻觉、躁狂、昏迷等中枢神经系统症状。患者易出现四肢疲劳、肌无力，主要表现为四肢近端为主的肌力下降。部分患者还表现为肌肉疼痛、肌肉萎缩、腱反射减弱。

（7）精神心理异常：患者可出现倦怠、嗜睡、情绪抑郁、神经质，社会交往能力下降，甚至认知障碍等心理异常的表现。

（8）血液系统：部分 PHPT 的患者可以合并贫血，尤其是病程较长的 PHPT 患者或甲状旁腺癌患者。部分患者可伴有糖代谢异常，表现为糖耐量异常、糖尿病或高胰岛素血症，出现相应临床症状。

2. 诊断

根据病史、骨骼病变、泌尿系统结石和高血钙的临床表现，以及高钙血症和高 PTH 血症并存可做出定性诊断（血钙正常的原发性甲旁亢例外）。此外，血碱性磷酸酶水平升高，低磷血症，尿钙和尿磷排出增多，影像学特异性改变等均支持原发性甲旁亢的诊断。定性诊断明确后，可通过超声、放射性核素扫描等有关定位检查了解甲状旁腺病变的部位完成定病位诊断。

3. 鉴别诊断

主要包括与其他类型甲旁亢的鉴别及临床表现鉴别。

（1）与其他类型甲旁亢的鉴别：

1）继发性甲旁亢：是指甲状旁腺受到低血钙刺激而分泌过量的 PTH 以提高血钙的一种慢性代偿性临床综合征，其血钙水平低或正常。常见的原因有慢性肾功能不全、维生素 D 缺乏、肠吸收不良综合征、妊娠或哺乳等。

2）散发性甲旁亢：是在长期继发性甲旁亢的基础上，受到强烈和持久刺激的甲状旁腺组织已发展为功能自主的增生或腺瘤，血钙水平超出正常，常需要手术治疗。

3）异位甲状旁腺功能亢进症（ectopic hyperparathyroidism / ectopic secretion of PTH，简称异位甲旁亢）：指由某些非甲状旁腺肿瘤自主分泌过多的 PTH（而非 PTHrP）所引起的甲状旁腺功能亢进症。导致异位甲旁亢的肿瘤有肺癌、卵巢癌、胰腺癌、肝癌、甲状腺乳头状癌等。

（2）临床表现的鉴别：

1）高钙血症的鉴别诊断。首先，如血白蛋白水平不正常则需通过公式计算校正后的血总钙或通过游离钙的测定确定高钙血症的诊断。其次，根据同时测定的血 PTH 水平初步判断高钙血症的病因。若 PTH 降低，考虑恶性肿瘤、结节病、甲状腺功能亢进症和维生素 D 中毒等原因；若 PTH 正常或升高，需排除与噻嗪类利尿剂或锂制剂使用相关高钙血症。还可进一步测定钙清除率 / 肌酐清除率比值，若比值 > 0.01，可初步明确原发性甲旁亢的诊断；若比值 < 0.01，需考虑家族性低尿钙高钙血症。

2）骨骼病变的鉴别诊断。有骨痛、骨折或骨畸形表现的患者需要与原发性骨质疏松症、佝偻病 / 骨软化症、肾性骨营养不良、骨纤维异常增生症等疾病鉴别，主要根据病史、体征、X 线的表现以及实验室检查。

3）泌尿系结石的鉴别诊断。本病常以反复发作的单侧或双侧泌尿系结石起病，可通过详细的病史询问、体格检查、血生化及尿液检验，结合影像学检查和结石成分的分析与其他导致泌尿系结石的疾病进行鉴别。

4. 治疗

PHPT 的治疗包括手术治疗和药物治疗。

手术治疗为 PHPT 首选的治疗方法。手术指征包括：

（1）有症状的 PHPT 的患者。

（2）无症状的 PHPT 的患者合并以下任一情况：①高钙血症，即血钙高于正常上限 0.25 mmol/L（1 mg/dL）者；②肾脏损害，肌酐清除率低于 60 mL/min；③任何部位骨密度值低于峰值骨量 2.5 个标准差（T 值 < −2.5 SD），和（或）出现脆性骨折；④年龄小于 50 岁；⑤患者不能接受常规随访。

（3）无手术禁忌证，病变定位明确者。

不符合上述手术指征的 PHPT 患者，是否需要手术治疗还存在争议，手术干预需要依据个体化原则，可依据患者年龄、预期寿命、手术风险、手术意愿和靶器官损害风险等因素综合考虑。

术后监测和随访：病变甲状旁腺成功切除后，血钙及 PTH 在术后短期内会降至正常，甚至出现低钙血症。术后定期复查的时间为每 3～6 个月 1 次，病情稳定者可逐渐延长至每年 1 次。随访观察的内容包括症状、体征、血钙、血磷、骨转换指标、PTH、肌酐、尿钙和骨密度等。

专家点评

PHPT 起病缓慢，临床表现多种多样且缺乏特异性，如果对本病的临床特点认识不足，尤其是症状不典型时，采集病史时易于疏忽。如本例患者，因为存在胃癌病史，一直以转移性骨肿瘤治疗。回顾患者病史，患者既往曾行左胫骨占位切除 + 骨质填充术，当地医院术后病理诊断为骨巨细胞瘤，术后非暴力情况下发生骨折，此时应考虑原发性甲状旁腺功能亢进所致的骨骼病变。因此，当 PHPT 伴发病或并发症表现突出时，会掩盖潜在的甲状旁腺功能亢进，不进行细致深入的分析则会延误诊断。PHPT 的诊断线索包括：①复发性或活动性泌尿系结石或肾钙盐沉积症；②原因未明的骨质疏松症，尤其伴骨膜下骨皮质吸收和（或）牙槽骨板吸收及骨囊肿形成者；③长骨骨干、肋骨、颌骨或锁骨巨细胞瘤，特别是多发者；④原因未明的恶心呕吐、久治不愈的消化性溃疡、顽固性便秘或复发性胰腺炎者；⑤无法解释的精神、神经症状，尤其是伴有口渴、多尿和骨痛者；⑥阳性家族史者以及新生儿手足搐搦症患儿的母亲；⑦长期应用锂制剂而发生高钙血症者；⑧高钙尿症或不伴高钙血症者；⑨补充钙剂、维生素 D 制剂或应用噻嗪类利尿剂时出现高钙血症者。

　　此外该患者血钙正常需考虑以下原因：①患者既往 1 年每月使用唑来膦酸盐治疗骨转移性肿瘤；②长期维生素 D 缺乏，导致血钙不升；③该患者病程长，骨病变严重，骨库耗竭，但血钙水平正常。虽然目前报道有血钙正常 PHPT，但此患者不符合。PHPT 可累及全身多个系统，分析病史要有整体观念，如果只注意某一点而忽略整体，容易导致漏诊或误诊。

参考文献

1. 中华医学会骨质疏松和骨矿盐疾病分会，中华医学会内分泌分会代谢性骨病学组.原发性甲状旁腺功能亢进症诊疗指南.中华骨质疏松和骨矿盐疾病杂志，2014，7（3）：187-198.

（邹芳　赖晓阳）

病例 21 低磷性骨软化症 1 例

病历摘要

患者，男，59 岁，退休工人。

[主诉] 发现血糖升高 9 年，双膝、踝关节疼痛 2 年。

[现病史] 患者自诉于 9 年前体检发现血糖高（具体数值不详），无明显口干、多饮、多尿症状，曾口服多种降糖药物治疗，后因血糖控制差，改用皮下注射赖脯胰岛素早 4 U、中午 5 U、晚 4 U，餐前 5 分钟及晚 21：00 联合甘精胰岛素 12 U 皮下注射，自诉血糖控制可。2 年前无明显诱因出现双膝、踝关节疼痛，休息时稍有缓解，1 年前出现腰部疼痛，弯腰时加剧，偶有胸闷，双下肢水肿，无发热、关节红肿不适。患者现行走困难，1 个月前曾在当地医院住院治疗，给予补钙、止痛等治疗，感上述症状无明显好转，为进一步诊治，遂来我院门诊，门诊以"2 型糖尿病、骨质疏松"收入我科治疗。自起病以来，患者自诉睡眠、精神可，食欲可，大便干结，小便多伴泡沫，体重减轻约 10 kg。

[既往史] 有肝硬化病史 12 年，一直服用阿德福韦酯抗病毒治疗。否认外伤史。

[个人史] 原籍出生长大，无疫水接触史，生活居住环境一般，无烟酒、咖啡等嗜好。

[家族史] 无家族遗传病史。

[入院查体] 体温 36.0 ℃，脉搏 88 次 / 分，呼吸 20 次 / 分，血压 120/78 mmHg，身高 162 cm，体重 48 kg，BMI 18.2 kg/m²。体

型消瘦，心肺听诊无异常，腹软、无压痛，双膝、双踝关节无红肿，双踝关节活动障碍，双足背轻度凹陷性水肿。

［实验室检查］ 血常规：白细胞计数 2.47×10^9/L，红细胞计数 3.76×10^{12}/L，血红蛋白 118 g/L，血小板计数 51×10^9/L；肝功能：总蛋白 53.20 g/L，白蛋白 42 g/L，球蛋白 18.31 g/L，碱性磷酸酶 384.50 U/L；肾功能：肌酐 188.1 μmol/L，尿酸 169 μmol/L；复查肾功能：肌酐 187.6 μmol/L，尿酸 172.4 μmol/L；电解质：钙 2.08 mmol/L，磷 0.57 mmol/L，CO_2 结合力 17.59 mmol/L；复查电解质：钙 2.08 mmol/L，磷 0.53 mmol/L；尿常规：隐血（＋），蛋白质（＋＋），葡萄糖（＋＋＋），红细胞总数 6.60 个/μL；骨代谢六项：25-羟基维生素 D 7.22 ng/mL，甲状旁腺激素 67.16 pg/mL，骨型碱性磷酸酶 180 U/L；HbA$_{1c}$：5.9%；肿瘤四项、前列腺特异性抗原组合、血尿轻链、本周尿蛋白、ANA、ANCA 均未见异常。

［影像学检查］ 骨密度测定（髋关节＋腰椎）：低骨量；胸部正位片：主动脉硬化，左侧第 7 后肋骨折；双膝、踝关节正侧位片：糖尿病骨改变；双膝、踝 CT：左脚跟骨骨折；双膝关节、胫骨平台未见骨折；上腹部 CT 平扫：肝硬化，脾大，少量腹水，肝多发低密影，建议增强扫描，胆囊结石，双肾钙盐沉积，左侧胸腔少量积液；上腹部 MRI：肝硬化、脾大、腹水；肝右叶结节状异常信号，建议动态增强扫描；肝内多发囊肿；颈动脉彩超：右侧锁骨下动脉起始处斑块；眼底照相：双眼糖尿病视网膜病变；神经传导功能：①周围神经损害，②四肢皮肤交感反应异常；腰椎 MRI 平扫：腰椎退变，$L_5 \sim S_1$ 椎间盘向后轻度突出；全身骨显像：全身多处骨骼代谢异常活跃，考虑代谢性骨病（低磷性骨软化症可能）（图 21-1）。

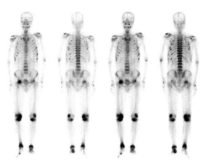

图 21-1　全身骨显像

[其他检查]　心电图未见异常。

[诊断]　低磷性骨软化症（药物性），病理性骨折，肾功能损害（药物性），2 型糖尿病（伴神经病变、视网膜病、周围血管病变），乙型肝炎肝硬化失代偿期，全血细胞减少。

[治疗经过]　该患者低磷性骨软化症诊断明确，虽然首先要考虑阿德福韦酯引起的低磷性骨软化症，但仍需排除肿瘤疾病引起低磷性骨软化症，患者肝脏 MRI 提示低密度影，故建议完善肝脏增强 MRI 检查，患者及家属拒绝，治疗上停用阿德福韦酯改为恩替卡韦分散片抗病毒，住院期间患者血磷、尿酸逐渐升高。1 个月后随访患者无腰痛，关节痛较前明显好转，能行走，无新发骨折，复查血电解质、血尿酸正常（表 21-1）。

表 21-1　患者复查血电解质、血尿酸情况汇总

日　期	血钠 （136～148 mmol/L）	血氯 （98～120 mmol/L）	血钙 （2.08～2.6 mmol/L）	血磷 （0.9～1.34 mmol/L）	血镁 （0.6～1.1 mmol/L）	血尿酸 （208～428 μmol/L）
10-13	141.4	115.8	2.08	0.57 ↓	1.06	169 ↓
10-15	138.7	114.5	2.08	0.53 ↓	0.95	172.4 ↓
10-26	141.7	114.8	2.09	0.71 ↓	0.95	178.1 ↓
11-28	142.6	115.7	2.12	1.16	1.02	302.4

笔记

病例分析

低磷性骨软化症是由于血磷水平低而出现的以骨软化为主要特征的一组疾病。根据病因可分为获得性和先天性两大类，前者包括肿瘤性骨软化症及免疫、毒物或药物等导致的骨软化症；后者包括X连锁的显性遗传性低磷性佝偻病/骨软化症、常染色体显性遗传性低磷性佝偻病、常染色体隐性遗传性低磷性佝偻病及遗传性高尿钙低血磷性佝偻病。长期低磷血症的临床表现有肌肉无力、行走困难、骨骼疼痛或变形以及骨折。

阿德福韦酯（adefovir dipivoxil，ADV）是临床常用的治疗HBV感染的药物，国内外有关阿德福韦酯引起肾小管损害继发低磷性软骨症的报道日益增多。经查阅中外文文献发现患者因小剂量（每天10～20 mg）服用治疗慢性乙型肝炎而发生的ADV相关性肾损害的报道。以男性为主，男女比例约2.15∶1，多地区的慢性乙型肝炎流行病学分析均提示男性发病率高于女性，为（2～3）∶1，此可能是造成阿德福韦酯致肾损害在男性群体中发病率较高的一个原因。服用ADV 2～5年后发生率较高，故长期服药患者，尤其是大于2年者，尤其应警惕ADV相关性肾损害。与其他药物肾损害不同，ADV相关肾损害除表现为蛋白尿、血清肌酐增高外，还可特征性地表现为低磷血症、低磷性骨软化症，甚至出现范科尼综合征（氨基酸尿、糖尿、碳酸盐尿、酸中毒、电解质紊乱）。ADV致低磷性骨软化症的主要表现为足跟、胫前、腰背部负重痛，可有下肢关节疼痛，部分可因并发骨折而出现关节肿胀。

1. 诊断和鉴别诊断

原发性低磷性骨软化症常由遗传性因素引起，获得性低磷性骨软化症常见的有两种类型，一类是某些肿瘤引起的低磷性骨软化症，另一类常见于某些药物、重金属接触所致肾小管重吸收及分泌功能障碍所致低磷性骨软化症。特别值得注意的是，一些间质肿瘤会引起肾脏排磷增加而造成低血磷性骨软化症，临床上需注意排除。

2. 治疗

①首先应根据肌酐清除率调整药物剂量，重者停用阿德福韦酯，一般改用不良反应较小、抗病毒效佳的恩替卡韦继续抗病毒治疗。②静脉或口服补充磷制剂、钙剂及活性维生素 D_3，合并有代谢性酸中毒及低钾血症者给予枸橼酸钾治疗。③经上述治疗后，2 周至半年内电解质、尿常规指标恢复正常，血磷及血尿酸多在 1～3 个月恢复正常，血碱性磷酸酶恢复较慢。停用阿德福韦酯后半月至 1 个月间全身骨痛多能明显缓解，半年后基本消失，患者生活可自理。

专家点评

该患者血磷下降、ALP 升高、Cr 升高、尿蛋白阳性、骨显像为骨软化表现，结合患者有慢性乙型肝炎和 ADV 使用史，诊断为 ADV 引起的低磷性骨软化症、ADV 相关肾损害，停用 ADV 后，血磷水平逐渐升高，更明确了该病是由 ADV 引起。

低磷性骨软化症常因骨痛、关节痛而就诊，且往往由于显著的骨密度减低而被误诊为原发性骨质疏松症。临床中遇到骨痛、关节痛的患者时，不能只想到骨质疏松，还应询问患者有无阿德福韦酯用药史，排除低磷性骨软化症。低磷性骨软化症患者的血钙正常，血磷低，骨代谢异常包括 ALP 升高、破骨指标异常，骨显像提示全身多处浓聚，补钙、维生素 D、双膦酸盐治疗无效，而补磷有效。

建议长期服用阿德福韦酯的患者，定期监测尿酸、eGFR、ALP、血磷、尿常规等，服药期间一旦出现不明原因的骨痛也应及时就医，以便尽早确诊，尽早停药治疗。

参考文献

1. EGUCHI H，TSURUTA M，TANI J，et al. Hypophosphatemic osteomalacia due to drug-induced Fanconi's syndrome associated with adefovir dipivoxil treatment for hepatitis B.Intern Med，2014，53（3）：233-237.

2. 田月洁，王金英，谢彦军，等 . 阿德福韦酯治疗乙肝致低血磷性骨软化症的现状分析 . 中国药物警戒，2013，10（5）：294-298.

（蔡霞）

第五章
糖尿病篇

病例 22 以白内障为首发表现的青少年 1 型糖尿病 1 例

病历摘要

患者，女，16 岁。

[主诉] 双眼视物不清 3 月余，加重 1 周，发现血糖升高 2 天。

[现病史] 患者自诉 3 个月前无明显诱因出现双眼视力波动性下降，双眼视物不清、重影，右眼更甚，到当地某眼科医院就诊，诊断为"白内障"，给予对症治疗（具体不详），效果不佳。1 周前感上述症状加重，左眼 10 cm 处勉强可看到文字，右眼视力眼前手动、

光感，于我院眼科就诊，以"白内障"收入住院，入院检查发现血糖 42.18 mmol/L，尿常规示葡萄糖（++++），酮体（++），为调整血糖行白内障手术治疗转入我科。

［既往史］　患者既往身体一般。否认高血压、糖尿病、冠心病、肾病病史。否认肝炎、结核病史。否认其他疾病史。否认手术、外伤及输血史。否认药物、食物过敏史。

［个人史］　生于原籍，久居本地，否认疫区、疫水接触史。否认毒物、放射性物质接触史。否认烟酒嗜好。

［家族史］　无糖尿病家族史及其他有临床意义的家族性疾病史。

［入院查体］　体温 36.7 ℃，脉搏 72 次 / 分，呼吸 20 次 / 分，血压 117/74 mmHg。发育正常，神志清楚，双肺呼吸音清，双肺未闻及明显干湿性啰音及胸膜摩擦音。心率 72 次 / 分，心律齐，心音正常。腹软，无压痛，双下肢无水肿。眼科专科检查结果见表 22-1。

表 22-1　眼科专科检查结果

项目	右眼	左眼
视力	0.02	0.1
色觉	红、绿、蓝三色模糊可辨	红、绿、蓝三色可辨
晶状体	皮质灰白色浑浊，后囊浑浊	皮质灰白色浑浊，后囊浑浊
玻璃体	絮状浑浊	絮状浑浊
眼底	窥不清	窥不清
眼压	15 mmHg	13 mmHg

［实验室检查］　血常规：正常；肝肾功能：正常；电解质：正常；甲状腺功能：FT_3、FT_4、TSH、TPOAb、TGAb 正常；血清葡萄糖：42.18 mmol/L；尿常规：葡萄糖（++++）；酮体（++）；抗胰岛细胞抗体、抗谷氨酸脱羧酶抗体：阴性；糖化血红蛋白：16.8%。住院期间及出院后 1 个月馒头餐试验及 C 肽释放试验结果见表 22-2。

表 22-2 住院期间及出院后 1 个月馒头餐试验及 C 肽释放试验

时间	住院期间		出院后 1 个月	
	C 肽（ng/mL）	血糖（mmol/L）	C 肽（ng/mL）	血糖（mmol/L）
空腹	0.05（1.1～4.4）	6.62（3.9～6.1）	＜0.01（1.1～4.4）	5.33（3.9～6.1）
餐后 1 小时	0.50	14.24（8.5～10）	1.71	10.91（8.5～10）
餐后 2 小时	0.81	12.9（＜7.8）	3.22	13.24（＜7.8）

[其他检查] 眼底照相：双眼后极部视网膜未见明显异常。

[诊断] 双眼真性糖尿病性白内障；1 型糖尿病，糖尿病酮症。

[治疗经过] 入我院眼科就诊，发现血糖升高。入院后常规术前检查发现血糖 42.18 mmol/L，尿常规检查发现葡萄糖（++++）、酮体（++），为行白内障手术治疗转入我科调整血糖，转入我科后予以补液、消酮、胰岛素泵强化降糖治疗，待患者血糖控制平稳，更换治疗方案为甘精胰岛素 24 U 每晚 1 次，皮下注射；门冬胰岛素 10 U（早）、6 U（中）、6 U（晚）皮下注射；阿卡波糖 50 mg 每天 3 次。空腹血糖控制在 5.2～7.0 mmol/L，餐后血糖（postprandial blood glucose，PBG）控制在 6.7～10.5 mmol/L，无低血糖发生，转回眼科，11 月 11 日行白内障晶状体乳化吸出术、白内障摘除伴人工晶状体一期置入术，术后视力恢复可。

[随访与预后] 出院后 4 个月眼科随访，视力恢复良好，降糖方案调整为甘精胰岛素 20 U 每晚 1 次，皮下注射；门冬胰岛素 8 U（早）、6 U（中）、6 U（晚）皮下注射，空腹血糖控制在 6.1～8.0 mmol/L，餐后血糖控制在 6.7～12.1 mmol/L，偶有低血糖发生。3 个月后患者并发双侧糖尿病视网膜病变，而行双侧视网膜激光光凝术治疗。

笔记

病例分析

糖尿病人群中的白内障可分为两大类，一类是典型的糖尿病性白内障又称真性糖尿病性白内障，另一类是亦可见于非糖尿病人群的一般性白内障。

真性糖尿病性白内障的患病率在患有 1 型糖尿病的儿童和青少年中为 0.7% ～ 3.4%。患者入院前后查 C 肽功能均提示胰岛功能很差，且患者消瘦、血糖明显升高，伴酮症，虽然胰岛素相关抗体阴性，仍考虑 1 型糖尿病。患者使用甘精胰岛素和门冬胰岛素"3+1"方案后，血糖控制尚可。

关于 1 型糖尿病患者发生白内障，大多数学者认为发生白内障是 1 型糖尿病的第一个征兆，或发生在 1 型糖尿病诊断的 6 个月内，这表明早期筛查的重要性。有人就糖化血红蛋白水平与真性糖尿病性白内障发生之间的关系进行了研究，发现 HbA_{1c} 水平处于 12.8% ～ 14.1% 时，每升高 1 个百分点，真性糖尿病性白内障出现的概率就增加了 3.6 倍。这些发现强调了良好地控制血糖和 HbA_{1c} 水平在控制真性糖尿病性白内障发展中的重要性。关于真性糖尿病性白内障的形态，Wilson 等报道了多种形态学，包括后囊下、板层、皮质、雪花和乳白色类型的早期糖尿病性白内障，而大多数其他学者认为较少的类型与后囊下白内障被描述为儿童时期最常见的糖尿病性白内障类型。针对此种类型的白内障，手术治疗方案仍然是糖尿病性白内障治疗的金标准，但真正的挑战仍然是阐明影响儿童早期糖尿病性白内障的病理生理机制。

1. 临床表现

真性糖尿病性白内障发生在血糖没有很好控制的青少年糖尿病患者中。多发生于30岁以前的糖尿病患者，多为双眼发病，发展迅速，甚至可于数天、数周或数月内发展为浑浊，甚至完全浑浊；开始时为前后囊下出现的典型的白点状或雪片状浑浊，而后迅速扩展为完全性白内障；常伴有屈光变化，血糖升高时，表现为近视；血糖降低时，表现为远视。这种白内障也可因血糖的控制和全身状况的改善而缓慢进行或停止进行，甚至逆转。

2. 辅助检查

1）血糖和糖化血红蛋白升高；

2）眼专科检查：在疾病初期以裂隙灯检查，典型表现为晶状体前、后囊下出现无数的小空泡，继之成为浓密、大小不等的小点状和小片状浑浊，有如雪花，同时也可有白色条状浑浊沿着晶状体纤维分布的方向扩散，这些浑浊可扩展到全部晶状体，引起全晶状体浑浊。

3. 鉴别诊断

（1）白内障的鉴别诊断：

1）低钙性白内障：有甲状腺手术史或营养障碍史，血钙过低，血磷升高，有手足抽搐、骨质软化及白内障三项典型改变。

2）老年性白内障：老年性白内障即年龄相关性白内障，是指中老年开始发生的晶状体浑浊，由于其主要发生于老年人，以往习惯称之为老年性白内障，与环境、营养、代谢和遗传等多种因素有关，起病年龄可资鉴别。

（2）1型糖尿病的鉴别诊断：2型糖尿病多在35～40岁之后起病，起病缓慢，多有超重或肥胖，"三多一少"症状不典型，以急症起病者少，胰岛自身抗体阴性，可不依赖或部分依赖胰岛素。

专家点评

真性糖尿病性白内障多发生于青少年时期的女性，白内障几乎均为双眼发病，开始时的表现多为前、后囊下出现典型的白点状或雪花状浑浊，迅速扩展为完全性白内障。从目前的相关报道来看，糖尿病性白内障的特点主要有以下几点：青少年女性、有 1 型糖尿病、诊断前有长期糖尿病症状、诊断时糖化血红蛋白水平较高、以糖尿病酮症起病。

本例患者，1 年前出现典型烦渴、多饮、多尿的糖尿病症状，入院时糖化血红蛋白为 16.8%，说明诊断前已有较长时间的高血糖状态，患者 3 个月前出现明显的视物模糊和视力波动（考虑为血糖高低波动较大，导致晶状体渗透压改变及随之而来的屈光改变所致），在眼科就诊诊断为白内障。根据患者年龄、性别、诊断前糖尿病症状持续时间、糖化血红蛋白水平以及白内障的结构特点，判断患者的白内障为真性糖尿病性白内障。有研究表明此类患者有可能会出现糖尿病视网膜病变，本例患者也于术后 3 个月出现视网膜病变，因此，对于青少年糖尿病尤其是有上述真性糖尿病性白内障临床特点的患者，应常规检查晶状体及视网膜。对于诊断时即患有白内障的患者，术后应进行视网膜的相应检查，如发现异常，应请眼科医生进一步详细检查，以阻止疾病向下一步发展。

参考文献

1. GELONECK M M, FORBES B J, SHAFFER J, et al. Ocular complications in children with diabetes mellitus. Ophthalmology, 2015, 122（12）: 2457-2464.

2. WILSON M E, LEVIN A V, TRIVEDI R H, et al. Cataract associated with type-1 diabetes mellitus in the pediatric population. J AAPOS, 2007, 11（2）: 162-165.

笔记

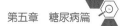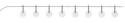

3. MONTGOMERY E L，BATCH J A. Cataracts in insulin-dependent diabetes mellitus：sixteen years'experience in children and adolescents. J Paediatr Child Health，1998，34（2）：179-182.

4. FALCK A，LAATIKAINEN L.Diabetic cataract in children. Acta Ophthalmol Scand，1998，76（2）：238-240.

5. IAFUSCO D，PRISCO F，ROMANO M R，et al. Acute juvenile cataract in newly diagnosed type 1 diabetic patients：a description of six cases. Pediatric Diabetes，2011，12（7）：642-648.

6. KLEIN B E，KLEIN R，MOSS S E. Prevalence of cataracts in a population-based study of persons with diabetes mellitus. Ophthalmology，1985，92（9）：1191-1196.

7. SKRABIC V，IVANISEVIC M，STANIC R，et al. Acute bilateral cataract with phacomorphic glaucoma in a girl with newly diagnosed type 1 diabetes mellitus. J Pediatr Ophthalmol & Strab，2010，47：e1-e3.

8. POLLREISZ A，SCHMIDT-ERFURTH U. Diabetic cataract—pathogenesis，epidemiology and treatment. Journal of Ophthalmology，2010：608751.

9. MEDSINGE A，NISCHAL K K. Pediatric cataract：challenges and future directions. Clin Ophthalmol，2015，9：77-90.

10. JIN Y Y，HUANG K，ZOU C C，et al. Reversible cataract as the presenting sign of diabetes mellitus：report of two cases and literature review. Iran J Pediatr，2012，22（1）：125-128.

（刘建萍）

病例 23 青少年起病的成人型糖尿病 1 例

病历摘要

患者,女,33 岁。

[主诉] 发现血糖升高 6 年余。

[现病史] 患者自述 6 年前起多次体检发现空腹血糖 > 7 mmol/L,餐后血糖波动于 8.0 ~ 9.29 mmoL/L,无口干、多饮、多尿等,未服用药物,经饮食控制将餐后血糖控制在 6.0 mmoL/L 以下,5 年前妊娠期间监测血糖,发现 PBG > 11.1 mmoL/L。短期使用短效胰岛素控制血糖。足月(40 周)分娩一女婴(体重 3.6 kg,身长 48.5 cm)。分娩后,未行规则治疗,未严格控制饮食,今患者为求进一步诊治来我院就诊。

[既往史及家族史] 否认高血压、高脂血症及其他病史。其兄长在 34 岁时发现 FBG 升高,为 6.1 ~ 7.5 mmoL/L。

[实验室检查] 监测 FBG 为 6.0 ~ 7.0 mmoL/L,PBG ≤ 9.0 mmoL/L,糖化血红蛋白波动于 6.5% ~ 8.4%。胰岛素自身抗体:ICA、GAD-Ab、IAA 均阴性。

[诊断] 青少年起病的成人型糖尿病。

[治疗经过] 该病例特点为患者青年起病,无明显"三多一少"症状,血糖水平波动小,且在饮食控制下即可保持血糖在正常范围内,妊娠时伴有妊娠糖尿病,产后并未规范治疗,空腹及餐后血糖仅轻度升高,其家族中有胞兄有类似血糖情况,胰岛素自身抗体(ICA、GAD-Ab、IAA)均为阴性,考虑为青少年的成人起病型糖

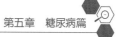

尿病（maturityonset diabetes of the young，MODY），随即对其家族各成员进行随访检查。患者母亲（50岁）经筛查发现 FBG 升高，饮食控制后 FBG 6.1～7.0 mmol/L，PBG 7.0～8.0 mmol/L。患者女儿（4岁）血糖升高，FBG 6.1～7.2 mmoL/L，PBG 最高 9.0 mmol/L；HbA_{1c} 6%～8%。

📋 病例分析

糖尿病的诊断可仅仅依据血糖水平进行，但是糖尿病的分型较为复杂，本例患者为青年女性，家系中有两个成员在 25 岁之前发病，连续 3 代中均可见家系成员受累（糖尿病或空腹血糖受损），无须胰岛素治疗，未见酮症倾向，血清 GAD 抗体、IAA、ICA 均阴性。本例患者及其家族成员没有典型的"三多一少"症状，PBG 不高，而以轻度 FBG 升高（6.0～7.0 mmoL/L）为特征；经单纯饮食治疗即可良好控制血糖，血糖水平无进行性加重趋势，口服葡萄糖耐量试验 2 h 血糖升高幅度小于 3 mmol/L，临床诊断考虑为青少年的成人起病型糖尿病。MODY 是一种异质性常染色体显性遗传病，通常被称为单基因糖尿病，属于特殊类型糖尿病，约占所有糖尿病的 1%。MODY 根据突变基因不同，目前分为 13 个亚型。临床常用的 MODY 诊断标准为：①家族中至少 1～2 例患者在 25 岁前发病；②至少连续 3 代常染色体显性遗传；③进展慢，诊断后一般 5 年内无须胰岛素治疗；④病理基础为 β 细胞功能缺陷，胰岛素分泌不足，而非胰岛素抵抗，胰岛素相关抗体常为阴性。MODY2 是一种胰岛 β 细胞胰岛素分泌信号缺陷所引发的 MODY，这种分泌信号异常，就是葡萄糖激酶基因突变。葡萄糖激酶是葡萄糖代谢的第一个限速酶，

在胰岛 β 细胞内，葡萄糖激酶是葡萄糖的浓度感受器，在肝脏细胞中，葡萄糖激酶对糖原生成起重要作用，故而其可影响餐后血糖。MODY2 的诊断一般要满足上述 3 个条件，比如三代遗传、25 岁前发病、病情相对较轻、不需要胰岛素治疗，患者及其家族的基因检测可以进一步明确 MODY2 的诊断。MODY2 虽然是糖尿病，但因为其血糖不是很高，发生糖尿病并发症的风险也很低，所以，很少需要药物治疗。MODY2 妇女在妊娠期，巨大儿风险会增加，所以需短期使用胰岛素治疗，而产后多不需要药物治疗，饮食及运动管理即可达到较好的血糖水平。

专家点评

由于客观条件和科学发展的局限，有时我们无法做到精准分型，此时我们就要寻找临床线索的蛛丝马迹，努力进行精准分型，进而精准治疗。本例患者为青年女性，无典型的"三多一少"症状，空腹及餐后 2 小时血糖轻度升高，不需药物治疗即可控制良好，胰岛素自身抗体（ICA、GAD-Ab、IAA）均为阴性，因患者发病年龄较轻，要考虑患者为 MODY、成人隐匿性自身免疫性糖尿病等非 2 型糖尿病。患者家族三代中均有人血糖情况与患者相似，本例并不能排除 MODY2 的可能，基因测序有助于诊断。持续性空腹高血糖，OGTT 2 小时血糖升高幅度小于 3 mmol/L，且伴有家族成员轻度高血糖的妇女，应该考虑 MODY2 的可能。MODY2 是一种比较轻的糖尿病类型，对人体的危害相对也较小，所以，有很多专家对 MODY2 的治疗相对"很不积极"。但对 MODY 等单基因遗传疾病早期在临床上鉴别诊断的意义在于可以尽早筛查出单基因糖尿病，进而可以为患者及其亲属进行有效的遗传学咨询，尽可能保证孕育健康的后代。因此，单基因糖尿病的筛查和诊断非常重要。不仅能帮患者选择更有针对性的治疗方案，更好地控制糖尿病进展，预防并发症的发生，还能让患者的家人和后代都获益。

参考文献

1. 蔡梦茵，梁华，沈云峰，等. 一个新的葡萄糖激酶基因 -E339K 突变导致的中国人青少年发病的成年型糖尿病 2 型家系. 中华内科杂志，2009，48（9）：720-723.

（沈云峰）

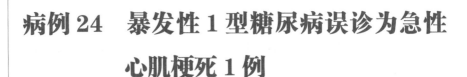

病例 24　暴发性 1 型糖尿病误诊为急性心肌梗死 1 例

病历摘要

患者，男，70 岁。

[主诉]　胸闷、气促、口干、多饮 1 天。

[现病史]　患者于入院前一天下午突发胸闷、气促，持续数小时可自行缓解，伴口干、多饮，无胸痛、心悸、大汗、头晕、黑蒙、恶心、呕吐，至我院行颅脑 MRI 示右侧侧脑室前角旁陈旧性腔梗，脑萎缩，脑白质疏松，脑内多发缺血灶，Willis 环变异，左侧椎动脉较细小，未予特殊诊治。第 2 天清晨患者胸闷明显加重，并出现呼吸困难，烦躁不安，遂至我院急诊科就诊。急诊科查血气分析提示酸中毒，心电图提示急性下壁心肌梗死，遂收入心内科住院治疗。

[既往史]　既往体健，无糖尿病、高血压、冠心病等病史。

[个人史]　无烟酒不良嗜好。

[家族史]　无糖尿病、冠心病家族史。

[入院查体]　体温 36.5 ℃，脉搏 88 次 / 分，呼吸 36 次 / 分，血压 83/38 mmHg，BMI 17.6 kg/m²。端坐体位，烦躁不安，两肺呼吸音清，心率 88 次 / 分，心律齐，双下肢无水肿。

[实验室检查]　血气分析：pH 7.06，PCO₂ 15.5 mmHg，PO₂ 136.0 mmHg，HCO₃⁻ 4.2 mmol/L，碱剩余 –24.3 mmol/L，二氧化碳总量 4.7 mmol/L，动脉血氧饱和度 98%。肌酸激酶 1725.2 IU/L，肌酸激酶同工酶 127.92 IU/L，心肌肌钙蛋白 48.18 ng/mL，血淀粉酶

188.07 IU/L。Cr 273.7 μmol/L，K^+ 6.6 mmol/L；全血乳酸 2.81（0.1～2.7）mmol/L；葡萄糖 55.9 mmol/L。尿常规：葡萄糖（++++），酮体（+++）。肝功能、血脂正常。

［影像学检查］　心脏彩超：左室舒张功能减退，射血分数60%。胸腹部 CT：肺气肿；两肺炎症；两肺尖纤维灶。双侧胸膜炎。胆囊结石；胆总管末端小结石；十二指肠降段憩室。前列腺增生。

［其他检查］　18 导联心电图：下壁、右室异常 Q 波并 ST 段抬高。

［治疗经过］　急诊科考虑急性心肌梗死可能，请心血管内科会诊转入心血管内科治疗，入院后考虑患者合并多器官功能障碍，于当日转入综合 ICU 进一步诊治，给予大量补液、小剂量胰岛素静滴降糖、纠酸、抑酶、抗血小板及调脂稳定斑块等治疗，期间多次请我科会诊进行调整血糖治疗，复查心肌酶谱和肌钙蛋白降至正常，于入院第 13 天转回心血管内科治疗。完善冠脉造影检查：左主干未见明显异常，前降支中段斑块，回旋支无狭窄，右冠脉中段斑块，TIMI 血流 3 级。最后再转入我科控制血糖，完善相关检查：HbA_{1c} 7.4%；空腹 C 肽 0.04 ng/mL，餐后 1 小时 C 肽 0.04 ng/mL，餐后 2 小时 C 肽 0.04 ng/mL；ICA、GAD 阴性。并给予胰岛素泵降糖治疗，患者血糖波动大，反复发生低血糖，出院前改为赖脯胰岛素联合甘精胰岛素强化降糖治疗，血糖仍控制不佳。

［诊断］　暴发性 1 型糖尿病并心肌损害，1 型糖尿病性酮症酸中毒。

［治疗转归］　患者此后因低血糖昏迷 1 次和重度高血糖 1 次（血糖高于 33.3 mmol/L）入院，目前未发现明确糖尿病慢性并发症，但患者血糖波动大（图 24-1），常有低血糖发生，多次查糖化血红蛋白为 9%～10%。

2018年7月21日 - 2018年8月6日 (17 天)

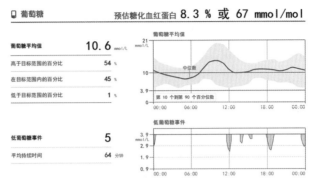

图 24-1 患者血糖波动情况

病例分析

暴发性 1 型糖尿病病因和发病机制尚不明确,目前认为可能与遗传(HLA 基因型)、环境(病毒感染)、自身免疫、妊娠及药物过敏综合征有关。Imagawa 等报道暴发性 1 型糖尿病约占日本 1 型糖尿病的 20%,男女患病率无差异。国内周智广等报道湖南汉族人群的暴发性 1 型糖尿病患病率为 1 型糖尿病的 10%。

1. 诊断标准

目前多采用 2012 年日本糖尿病学会的诊断标准:①高血糖状态下(一般 1 周内)迅速发生酮症或 DKA;②空腹 C 肽 < 0.1 nmol/L,餐后 2 h C 肽 < 0.17 nmol/L;③初诊时血糖 ≥ 16 mmol/L,HbA$_{1c}$ < 8.7%,但病程超过 1 周者,也应高度怀疑为暴发性 1 型糖尿病。此外暴发性 1 型糖尿病还有以下特点:99% 患者存在胰酶升高;约 70% 患者发病时有流感样或胃肠道症状;可以在妊娠期间或产后迅速发病。它与经典 1 型糖尿病的鉴别如下(表 24-1)。

表 24-1　暴发性 1 型糖尿病与经典 1 型糖尿病的鉴别

特点	暴发性 1 型糖尿病组	经典 1 型糖尿病组	P 值
病程（天）	4.4 ± 3.1	36.4 ± 25.1	< 0.0001
口渴（发生率，%）	93.7	93.3	无统计学差异
体重减轻（kg）	3.5 ± 2.7	5.5 ± 3.7	< 0.0001
流感样症状（发生率，%）	71.7	26.9	< 0.0001
发热（发生率，%）	60.0	未检出	未进行
咽痛（发生率，%）	25.2	未检出	未进行
咳嗽（发生率，%）	12.0	未检出	未进行
头痛（发生率，%）	11.5	未检出	未进行
胃肠道症状（发生率，%）	72.5	7.5	< 0.0001
恶心、呕吐（发生率，%）	65.4	未检出	未进行
上腹痛（发生率，%）	39.2	未检出	未进行
下腹痛（发生率，%）	11.0	未检出	未进行
意识障碍（发生率，%）	45.2	5.3	< 0.0001
和妊娠有关（发生率，%）	21.0	1.5	< 0.0001

2. 发病机制

关于暴发性 1 型糖尿病合并急性心肌损害的机制尚不明确。Makino 等报道了暴发性 1 型糖尿病患者可合并心肌损伤，心脏方面可有 T 波改变、心房颤动或心搏骤停。Schultz 等认为暴发性 1 型糖尿病合并心肌炎通常为病毒感染诱导的自身免疫反应。Hiramatsu 等也证实了暴发性 1 型糖尿病合并心肌炎可能由病毒感染、应激、低磷血症等造成，应激引起儿茶酚胺分泌过多，造成冠状动脉痉挛，最终导致心肌可逆性损伤，导致心肌酶谱的升高。心内膜活检证实了这一点。但低磷血症似乎无法解释心电图与病理学的改变。Bellazzini 等认为细胞外钾离子浓度过高，可以产生心电图的动态改变，表现为假性心肌梗死。Al-Mallah 等报道代谢紊乱、血液流变学的改变、心动过速、交感神经的过度兴奋等可能诱发了心肌梗死和

笔记

肌钙蛋白的释放。国内学者郭志刚等研究发现暴发性 1 型糖尿病合并心肌损伤与全身炎症反应综合征有关，全身炎症反应综合征会引起休克、心包积液，甚至非特异性 ST-T 改变，类似于急性心肌梗死的心电图表现。

3. 治疗

在治疗方面，与自身免疫性糖尿病并无不同，在纠正酸中毒后，多采用三餐前速效或超短效胰岛素联合睡前中长效胰岛素治疗，部分患者则采用胰岛素泵控制血糖。有研究报道了 5 例均需要终身依赖胰岛素治疗的患者，随访 3 ～ 26 个月，胰岛 β 细胞功能并无改善。有研究报道了 3 例患者中有 2 例患者在出院时选择了胰岛素泵控制血糖，但血糖波动较大，低血糖发生率较高。

专家点评

暴发性 1 型糖尿病起病急，常合并多器官功能损害，包括胰腺炎、横纹肌溶解、心肌损害等。数据资料显示，多数患者可以合并严重代谢紊乱，随机血糖多 > 30 mmol/L，平均（44.4 ± 20.0）mmol/L；糖化血红蛋白平均水平 6.4%，一般 < 8.5%；血空腹 C 肽水平 < 0.3 ng/mL；动脉血气 pH 值平均为 7.125；电解质紊乱，转氨酶、三酰甘油水平升高；胰岛自身抗体（GAD、ICA、IAA）检测通常为阴性；在某些情况下病程可以为 1 ～ 2 周。此外，99% 患者存在胰酶升高，约 70% 患者发病时有流感样或胃肠道症状，可以在妊娠期间或者产后迅速发病。因此在临床诊治过程中，应熟知该病的临床特点，抓住时机积极抢救，并密切监测肾功能、电解质、胰酶、心肌酶及心电图等的动态变化。患者胰岛素分泌功能几乎全部丧失，故控制血

糖较困难，需终身胰岛素治疗。随访研究结果显示，1 年后，所有的患者均依赖胰岛素治疗，胰岛功能更差，且使用剂量明显高于经典 1 型糖尿病患者，发生糖尿病相关并发症的风险更高。目前仍是一种病因和分型不明、预后凶险的特殊类型糖尿病，有待进一步研究。

参考文献

1. IMAGAWA A，HANAFUSA T，MIYAGAWA J，et al. A novel subtype of type 1 diabetes mellitus characterized by a rapid onset and an absence of diabetes-related antibodies. Osaka IDDM Study Group. N Engl J Med，2000，342（5）：301-307.

2. IMAGAWA A，HANAFUSA T，UCHIGATA Y，et al. Different contribution of class II HLA in fulminant and typical autoimmune type 1 diabetes mellitus. Diabetologia，2008，51（3）：524-526.

3. TANAKA S，NISHIDA Y，AIDA K，et al. Enterovirus infection，CXC chemokine ligand 10（CXCL10），and CXCR3 circuit：a mechanism of accelerated beta-cell failure in fulminant type 1 diabetes. Diabetes，2009，58（10）：2285-2291.

4. IWAOKA T. A case of fulminant type 1 diabetes with transiently positive anti-GAD antibodies. Endocr J，2003，50（2）：225-231.

5. 简蔚霞，陈雪茹，王为幸，等 . 妊娠相关性暴发性 1 型糖尿病的临诊应对 . 中华内分泌代谢杂志，2013，29（8）：719-721.

6. CHIOU C C，CHUNG W H，HUNG S I，et al. Fulminant type 1 diabetes mellitus caused by drug hypersensitivity syndrome with human herpes virus 6 infection. Dig World Core Med J，2006，54（2 Suppl）：14-17.

7. IMAGAWA A，HANAFUSA T，UCHIGATA Y，et al. Fulminant Type 1 Diabetes：A nationwide survey in Japan. Diabetes Care，2003，26（8）：2345-2352.

8. 张弛，周智广，张冬梅，等 . 急骤起病伴胰酶增高的 1 型糖尿病临床和免疫学特征 . 中华医学杂志，2005，85（14）：967-971.

9. IMAGAWA A，HANAFUSA T，AWATA T，et al. Report of the Committee of the Japan Diabetes Society on the research of fulminant and acute-onset type 1 diabetes mellitus：new diagnostic criteria of fulminant type 1 diabetes mellitus （2012）.

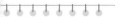
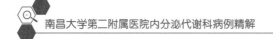

Diabetol Int，2012，3（4）：179-183.

10. MAKINO K，NISHIMAE I，SUZUKI N，et al. Myocarditis with fulminant type 1 diabetes mellitus diagnosed by cardiovascular magnetic resonance imaging：A case report. BMC Research Notes，2013，6（1）：1-6.

11. SCHULTZ J C，HILLIARD A A，COOPER L T JR，et al. Diagnosis and treatment of viral myocarditis. Mayo Clinic Proceedings，2009，84（11）：1001-1009.

12. HIRAMATSU S，KOMORI K，MORI E，et al. A case of fulminant type 1 diabetes mellitus accompanied by myocarditis. Endocr J，2011，58（7）：553-557.

13. BELLAZZINI M A，MEYER T. Pseudo-myocardial infarction in diabetic ketoacidosis with hyperkalemia. J Emerg Med，2010，39（4）：e139-e141.

14. AL-MALLAH M，ZUBERI O，ARIDA M，et al. Positive troponin in diabetic ketoacidosis without evident acute coronary syndrome predicts adverse cardiac events. Clin Cardiol，2008，31（2）：67-71.

15. YING TAN，YAN TU，DI TIAN，et al. ST -elevation myocardial infarction following systemic inflammatory response syndrome.Cardiovasc J Africa，2015，26（3）：e1-e3.

（邹芳　赖晓阳）

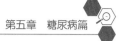
病例 25   2 型糖尿病性酮症酸中毒 1 例

病历摘要

患者，男，17 岁，学生。

［主诉］ 口干、多饮、消瘦 1 个月，恶心、呕吐 2 天。

［现病史］ 患者诉 1 个月前无明显诱因出现口干、多饮、多尿，体重下降约 5 kg，未重视。2 天前无明显诱因出现恶心、呕吐，无腹痛、腹泻等不适，就诊于当地某医院，查血常规示白细胞计数 5.96×10⁹/L、中性粒细胞百分比 76.9%、葡萄糖 21.33 mmol/L，尿常规示尿葡萄糖（+++）、酮体（+++）。腹部彩超提示脂肪肝。为进一步诊治，入我院急诊科给予补液、降糖等治疗，经我科医师会诊后考虑"糖尿病性酮症酸中毒"，转我科继续治疗。患者自发病以来精神、睡眠较差，饮食一般，大小便无异常。

［既往史］ 无特殊。

［个人史］ 有长期大量饮用碳酸饮料及运动少等不良习惯。

［家族史］ 爷爷有糖尿病。

［入院查体］ 体温 36.5 ℃，脉搏 142 次/分，呼吸 20 次/分，血压 118/78 mmHg，身高 191 cm，体重 104 kg，BMI 28.5 kg/m²。体型肥胖，颈部及腋下可见皮肤黑棘皮样改变，全身皮肤无紫纹，心肺听诊无异常，腹软，无压痛、反跳痛。

［实验室检查］ ①本院检查结果如下。肾功能：尿酸 740.42 μmol/L；全血乳酸：正常；电解质Ⅱ：钠 128.60 mmol/L，氯 94.40 mmol/L，钾 3.70 mmol/L，总钙 2.41 mmol/L；血脂全套：总

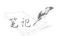

胆固醇 6.42 mmol/L，三酰甘油 14.03 mmol/L，葡萄糖 14.69 mmol/L；血常规（五分类法）：白细胞计数 13.49×10^9/L，红细胞计数 5.81×10^{12}/L，中性粒细胞百分比 82.1%；胰腺功能：胰淀粉酶 13.32 U/L；血气分析：pH 7.29，PCO_2 27.8 mmHg，HCO_3^- 12.9 mmol/L，碱剩余 −12.2 mmol/L（正常值 −3 ～ −2 mmol/L）；尿液分析：葡萄糖（++++），酮体（+++）；肝功能：天门冬氨酸氨基转移酶 171.80 U/L，丙氨酸氨基转移酶 164.18 U/L，碱性磷酸酶 178.62 U/L；空腹血清 C 肽 3.40 ng/mL，餐后 1 小时血清 C 肽 3.03 ng/mL，餐后 2 小时血清 C 肽 3.68 ng/mL；糖化血红蛋白 11.4%。②复查项目结果如下。肝功能：天门冬氨酸氨基转移酶 46.26 U/L，丙氨酸氨基转移酶 75.22 U/L，ICA、GAD 未见异常；尿液分析（九联以上仪器）：葡萄糖（+），酮体（−）；血浆皮质醇测定：0：00、16：00、8：00 均未见异常；甲型肝炎抗体 IgM 抗体测定（Anti-HAV）（酶免法）、乙肝定量 PCR（HBV-DNA）、输血四项未见异常。

[影像学检查]　胸部 X 线片：未见异常；颈动脉彩超（颈总 + 颈内 + 颈外椎动脉锁骨下）：双侧颈部动脉未见异常。

[其他检查]　常规心电图检查十二通道（床边）：窦性心动过速；眼底照相：双眼视网膜未见异常；神经传导速度 + 皮肤交感反射：未见异常。

[诊断]　2 型糖尿病性酮症酸中毒，脂肪肝，肝功能损害，高脂血症，高尿酸血症。

[治疗经过]　入院后立即给予补液、纠酸、静脉注射胰岛素治疗后，给予胰岛素泵持续皮下注射，胰岛素泵剂量每天最高达 60 U，血糖逐步恢复正常，复查肝功能较前好转后，停用胰岛素泵，换用二甲双胍联合甘精胰岛素治疗。

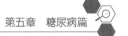

病例分析

糖尿病酮症酸中毒（diabetic ketoacidosis，DKA）是由于体内胰岛素缺乏，胰岛素反调节激素增加而导致的糖和脂肪代谢异常的常见的糖尿病急性并发症，以高血糖、高血酮、高尿酮和代谢性酸中毒为主要表现，T1DM 患者有自发 DKA 倾向，T2DM 患者在一定诱因下也可发生，年轻、超重 / 肥胖的 T2DM 患者可在无明显诱因下以 DKA 为首发表现。本例患者，年轻、长期体重超过正常范围，且 BMI > 24.0 kg/m^2，有 T2DM 家族史、长期大量饮用碳酸饮料史，此类患者可能本身胰岛功能及胰岛素受体，或受体后存在遗传缺陷，再加之后天体重超标并大量饮用碳酸饮料，造成胰岛素抵抗加重，胰岛功能逐步减退，血糖逐步升高，但仍未引起患者自身重视，加之患者饮食控制不佳及碳酸饮料的继续大量摄入，使血糖进一步升高，进而出现严重的高血糖毒症，导致胰岛 β 细胞暂时衰竭，胰岛素分泌缺乏，最终出现严重 DKA。

1. 诊断与鉴别诊断

该患者需与 MODY 鉴别，MODY 特点有：患者有三代或三代以上常染色体显性遗传家族史，无酮症出现，C 肽水平低。该患者虽然发病年龄轻，但其有糖尿病家族史、体型肥胖、C 肽水平不低，支持 2 型糖尿病的诊断。

2. 治疗

与 1 型糖尿病酮症酸中毒的治疗原则相同，给予补液、静脉使用胰岛素、补碱纠正酮症酸中毒治疗，其后治疗与 T1DM 患者相比，胰岛功能在血糖控制后多能及时恢复，更易脱离胰岛素治疗，另外

笔记

指导患者进行生活方式干预，嘱患者坚持糖尿病饮食及加强运动、减重。

专家点评

随着人们生活水平及饮食结构改变，体育运动减少及静坐时间延长，我国肥胖青少年患者数量成井喷式增加，同时这类人群热衷于碳酸饮料，因此 T2DM 患病率逐年增加，但是由于重视度不够，诊断率很低。长期不良生活方式使这类人群血糖急剧升高，胰岛 β 细胞功能严重减退，出现类似 T1DM 表现，常以 DKA 为首发症状。同时临床医生在接诊以恶心、呕吐、气促、呼吸困难等症状为表现的年轻、超重 / 肥胖患者时，应检测血糖、尿常规、血气分析、电解质以排除 DKA，有助于疾病的及时诊治。

参考文献

1. TAN H W，ZHOU Y X，YU Y R. Characteristics of diabetic ketoacidosis in Chinese adults and adolescents–a teaching hospital-based analysis.Diabetes Res Clin Pract，2012，97（2）：306-312.
2. 陆再英，钟南山，谢毅，等，西医内科书.北京：人民卫生出版社，2011：788-789.
3. 罗光涛 .9 例肥胖型 2 型糖尿病酮症酸中毒并急性胰腺炎临床分析 . 华西医学，2009，24（1）：112-114.
4. 谷玉龙 . 肥胖儿童 2 型糖尿病酮症酸中毒 60 例的临床分析 . 中国美容医学，2012，21（8）：89-91.

（蔡霞）

第六章
低血糖篇

病例26　以低血糖为首发表现的肾孤立性纤维性肿瘤 1 例

病历摘要

患者，男，60 岁。

[主诉]　发作性头晕 2 月余。

[现病史]　患者于 2 个月前无明显诱因出现头晕，以晨起空腹为主，进食后可缓解，无头痛、出汗、心慌、乏力，无四肢麻木、抽搐、耳鸣、恶心、呕吐，未予以重视，症状反复发作。7 天前，患者晨起活动后再次出现头晕，伴出汗、全身乏力，跌倒在地，但意识清醒，无心慌、恶心、呕吐，至外院急诊就诊，发现血糖低至 1.3 mmol/L，

给予补充葡萄糖后血糖上升，症状好转。今为明确低血糖原因入院。病程中，患者精神、饮食可，大小便正常，体重无明显变化。

[既往史] 无糖尿病、高血压等病史，无特殊药物使用史。

[个人史] 无特殊。

[家族史] 无特殊。

[入院查体] 体温 36 ℃，脉搏 86 次 / 分，呼吸 18 次 / 分，血压 150/84 mmHg，BMI 23.7 kg/m²。神志清楚，无贫血貌，颜面部无水肿，鼻翼增大，牙齿未见稀疏，下颌无突出，心、肺、腹查体无异常，手脚无粗大，下肢无水肿，四肢肌力 5 级，病理征阴性。

[实验室检查] 糖化血红蛋白 5.1%；口服葡萄糖耐量试验和同步胰岛素、C 肽释放试验结果见表 26-1。内分泌相关激素检查：皮质醇 8：00 9.75 μg/dL，16：00 3.08 μg/dL，0：00 3.34 μg/dL；促肾上腺皮质激素 8：00 67.59 pg/mL；性腺激素六项：卵泡刺激素 7.50 mIU/mL，黄体生成素 5.79 mIU/mL，雌二醇 43.21 pg/mL，孕酮 < 0.21 ng/mL，催乳素 6.65 ng/mL，睾酮 237 ng/dL；血清生长激素 < 0.05 ng/mL（正常值 0.06 ～ 5 ng/mL）；胰岛素样生长因子（insulin-like growth factor-1，IGF-1）35.1 ng/mL（正常值 81 ～ 238 ng/mL）。胰岛细胞抗体：阴性；血清抗谷氨酸脱羧酶抗体：阴性。血常规、肝功能、肾功能、电解质、血脂、甲状腺功能、肿瘤四项无异常。

表 26-1 口服葡萄糖耐量试验和同步胰岛素、C 肽释放试验

时间	葡萄糖 （mmol/L）	胰岛素 （μU/mL）	C 肽 （ng/mL）	胰岛素 释放指数
0 min	2.61	< 0.20	0.09	< 0.004
30 min	7.73	5.89	0.71	0.04
60 min	11.42	10.95	1.68	0.05
120 min	10.33	14.03	2.76	0.08
180 min	3.69	2.58	1.53	0.04

注：胰岛素释放指数为血浆胰岛素（mU/L）与同一标本测定的血糖值（mg/dL）之比。正常 < 0.3，> 0.4 为异常，胰岛素瘤患者常 > 1.0。

［影像学检查］　腹部彩超：左肾内实性团块，建议进一步检查。肝右叶内实性团块，考虑肝血管瘤可能。肝囊肿。胆囊壁胆固醇结晶。胰、脾、右肾未见明显异常。腹部 CT：左肾巨大肿块（16.3 cm×10.8 cm）并左肾积水，左侧肾周渗出。肝内多发囊肿。肝 6 段血管瘤。双侧肾上腺未见明显异常。腹部 MRI：①肝多发囊肿或血管瘤，脾大；②左肾巨大占位，考虑恶性肿瘤可能性大（图 26-1）。垂体 MRI 平扫：未见明显异常；头颈部皮肤增厚。

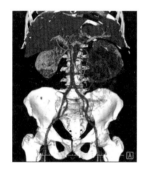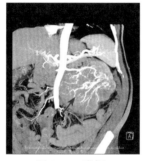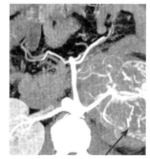

图 26-1　腹部 MRI

［治疗经过］　患者左侧肾脏巨大占位，生长激素和 IGF-1 水平低下，低血糖是否与此有关需等待左肾占位切除后再判断。患者于入院后第 14 天在全麻下行左肾占位切除术，手术顺利。术中见肿瘤大小为 16 cm×13 cm×12 cm，包膜完整，膨胀性生长，肿瘤切面呈灰白、灰红色，实性，质中。术后病理提示左肾孤立性纤维性肿瘤，免疫组化提示肿瘤细胞 Vimentin（＋）、CD34（＋）、BCL2（＋）、CD99（＋）、FLI-I（＋）、CK（－）、SMA（＋）、Desmin（－）、HMB45（－）、S100（－）、MelanA（－）、EMA（－）、ALK（－）、CD117（－）、DOG-1（－）、Ki-67 约 5%（＋）。术后第 2 天患者未再发生低血糖，术后随访无低血糖发生，头颈部皮肤增厚以及鼻翼增大均明显改善。

[诊断] 孤立性肾纤维性肿瘤，低血糖症。

病例分析

孤立性纤维性肿瘤（solitary fibrous tumors，SFTs）是一种少见的间叶源性梭形细胞肿瘤，1931年由Klemperer和Robin首次提出。目前SFTs被认为是胸膜及胸膜外组织发生的间叶源性肿瘤，可发生于身体多个部位，如胸膜、鼻腔、口腔、腹膜、腹股沟、头颈部、软组织、四肢、肾脏、宫颈、舌及脑膜等。任何年龄段均可发病，无明显性别差异。

1. 临床表现

依发生部位和肿瘤大小不同而异，多以无痛性肿块为首发症状，如肿块巨大累及重要脏器时可出现相应的症状。发生于中枢神经系统者，因肿瘤阻碍脑脊液回流，引起颅内压升高，可出现头晕、恶心、呕吐等症状。部分患者还会出现副肿瘤综合征、Doege-Potter综合征（主要表现为顽固性低血糖）、甲状腺功能低下等。本文报道的病例就是以低血糖为首发症状进而发现肾脏SFTs，肿瘤切除后低血糖完全纠正。类似的病例国内外都有相关报道。

2. 低血糖发生机制

关于SFTs引起低血糖的原因，Chang等提出以下假说：肿瘤压迫自主神经；肿瘤细胞耗糖增加；抑制糖原异生；产生胰岛素样生长因子IGF-1和IGF-2。国内外研究发现胸腔孤立性纤维性肿瘤伴低血糖症者，其血清中可提取出一种高分子质量的胰岛素样生长因子IGF-2，经手术切除肿瘤后血清中即检测不到IGF-2，低血糖症状也

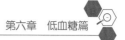

消失。过度表达的 IGF-2 与胰岛素受体、IGF-1 受体结合后，通过内源性胰岛素样效应导致周围组织及肿瘤对葡萄糖的利用增加，抑制了生长激素的分泌，同时使生长激素介导的对抗低血糖的调节应答损伤，最终导致严重低血糖的发生。

3. 治疗

以手术完整切除为主要治疗手段，必要时辅以放疗、化疗。手术方式依据肿瘤发生的部位、肿瘤大小、边界情况而定，推荐使用根治性切除以防止肿瘤复发和转移。如果部分病例发现时已经广泛浸润，无法根治，被迫选择姑息性手术切除，此时需采取辅助性放化疗，以减少术后复发和降低肿瘤转移率，改善患者长期生活质量。

专家点评

该病例为老年男性，以清晨发作性头晕为主要表现，发作时测血糖明显降低，进食或服糖后症状缓解，符合典型的 Whipple 三联征表现，初步诊断为低血糖症。入院后监测血糖提示患者在凌晨 2 点和空腹时均有低血糖发生，最低血糖为 2.2 mmol/L。鉴于患者是空腹低血糖，入院时考虑胰岛素瘤可能性大。但患者空腹及低血糖发作时血浆胰岛素水平均显著降低，葡萄糖耐量试验提示胰岛素对葡萄糖刺激的反应差，胰岛素分泌曲线低平，高峰消失，胰岛素分泌模式与正常人群存在显著差异。以上证据表明该患者低血糖的发生与胰岛素分泌无关。此外患者皮质醇水平正常，肝、肾功能无异常，既往无胃肠道手术史及特殊药物尤其是降糖药物使用史，故低血糖原因不考虑肾上腺皮质功能低下、药物性以及脏器病变所致。本病例虽未检测术前、术后 IGF-2 的变化，但术前多次查生长激素水平明显低下，术后恢复正常，间接提示 IGF-2 诱导的低血糖作用的消失解除了对生长激素的抑制作用。此外，本例患者在低血糖发生时其血中的胰岛素及 C 肽水平均较低，肿瘤切除后其血糖恢复正常，故支持其非胰岛 β 细胞瘤性低血糖症的诊断。该病例提醒临床医师对空腹低血糖患者除了考虑胰岛 β 细胞瘤，还应警惕非胰岛 β 细胞瘤性低血糖症，特别是低血糖时胰岛素和 C 肽水平并不高者，以免延误诊断。

据目前文献报道，孤立性纤维性肿瘤是一种并不少见而又容易被忽视的低血糖症，有必要提高临床医师对本病的认识，以利于本病的早期诊断和治疗。临床上，对于反复发生低血糖症状的患者，如无内源性高胰岛素血症，胸腹腔存在肿瘤时应考虑到此病的可能，早期诊断和肿瘤的完整切除是影响预后的关键因素。

参考文献

1.　CERDÁ-NICOLÁS M，LÖPEZ-GINES C，GIL-BENSO R，et al. Solitary fibrous tumor of the orbit：morphological，cytogenetic and molecular features. Neuropathology，2006，26（6）：557-563.

2.　INSABATO L，SIANO M，SOMMA A，et al. Extrapleural solitary fibrous tumor：a clinicopathologic study of 19 cases. Int J Surg Pathol，2009，17（3）：250-254.

3.　RUPPE M D，HUANG S A，DE BEUR S M J. Consumptive hypothyroidism caused by paraneoplastic production of type 3 iodothyronine deiodinase. Thyroid，2005，15（12）：1369-1372.

4.　余美霞，刘迅，郭伟，等 . 德格 - 波特综合征引起低血糖昏迷一例报告并文献复习 . 中国全科医学，2015（34）：4269-4272.

5.　HADDOUB S，GNETTI L，MONTANARI A，et al. A case of solitary fibrous pleura tumor associated with severe hypoglycemia：the Doege-Potter's Syndrome. Acta Biomed，2017，87（3）：314-317.

6.　王静 . 以低血糖症为首发表现的复发性胸膜局限性纤维瘤一例 . 中华内分泌代谢

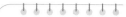

杂志，2012，28（2）：164-166.

7. TAY C K，TEOH H L，SU S. A common problem in the elderly with an uncommon cause：hypoglycaemia secondary to the Doege-Potter syndrome. BMJ Case Rep，2015：bcr2014207995.

8. MENG W，ZHU H H，LI H，et al. Solitary fibrous tumors of the pleura with Doege-Potter syndrome：a case report and three-decade review of the literature. BMC Res Notes，2014，7：515.

9. 陈玉华，陈敏，李玲，等 . 非胰岛 B 细胞瘤性低血糖 1 例 . 中国肿瘤临床，2011，38（7）：366.

10. 蔚青，金晓龙 . 胸腔孤立性纤维瘤伴阵发性低血糖症 1 例报道并文献复习 . 诊断病理学杂志，2003，10（3）：163-165.

11. CHANG E D，LEE E H，WON Y S，et al. Malignant solitary fibrous tumor of the pleura causing recurrent hypoglycemia；immunohistochemical stain of insulin-like growth factor i receptor in three cases. J Korean Med Sci，2001，16（2）：220-224.

12. 陆洁莉，赵咏桔，王颖，等 . 胰岛素样生长因子Ⅱ表达异常与胸膜孤立性纤维瘤致低血糖 . 中华内分泌代谢杂志，2005，21（6）：533-534.

13. KHOWAJA A，JOHNSON-RABBETT B，BANTLE J，et al. Hypoglycemia mediated by paraneoplastic production of Insulin like growth factor-2 from a malignant renal solitary fibrous tumor-clinical case and literature review. BMC Endocr Disord，2014，14：49.

14. ISHIHARA H，OMAE K，IIZUKA J，et al. Late recurrence of a malignant hypoglycemia-inducing pelvic solitary fibrous tumor secreting high-molecular-weight insulin-like growth factor-Ⅱ：A case report with protein analysis. Oncol Lett，2016，12（1）：479-484.

15. MATHEZ A L，MOROTO D，DIB S A，et al. Seborrheic keratoses and severe hypoinsulinemic hypoglycemia associated with insulin grow factor 2 secretion by a malignant solitary fibrous tumor. Diabetol Metab Syndr，2016，8：33.

16. 陆洁莉，刘建民，方文强，等 . 非胰岛细胞肿瘤所致低血糖一例及文献复习 . 中华内分泌代谢杂志，2016，32（4）：330-334.

（邹芳　宣睿）

病例 27　胰岛 β 细胞瘤 1 例

病历摘要

患者，女，42 岁。

[主诉]　清晨反复发作性头晕 1 年余。

[现病史]　患者自诉于 1 年余前无明显诱因于清晨饥饿时反复出现头晕，当时测血糖低（具体不详），无头痛、恶心、呕吐，进食可缓解，但常反复发作，未引起重视，未行特殊处理，现为进一步治疗来我院，门诊查空腹血糖 1.13 mmol/L，果糖胺 1.62 mmol/L。遂拟"低血糖症"收入住院。患者起病来，精神、睡眠可，食欲差，大小便正常，体重无明显变化。

[既往史、个人史、月经史、婚育史、家族史]　无特殊。

[入院查体]　体温 36.1 ℃，脉搏 80 次 / 分，呼吸 19 次 / 分，血压 106/68 mmHg。神志清楚，发育正常，营养中等，甲状腺未触及肿大，双肺呼吸音粗，双肺背部可及明显湿性啰音，无胸膜摩擦音。心界不大，心率 80 次 / 分，心律齐，心音正常。腹部平坦，未见胃、肠型及蠕动波，未见腹壁静脉曲张，腹软，无压痛，未触及包块，Murphy 征阴性，肝、脾肋下未触及。双下肢无水肿。

[实验室检查]　葡萄糖耐量试验和同步胰岛素释放试验结果见表 27-1，结合表中结果分析，患者胰岛素释放指数大于 0.4，修正指数大于 85，考虑低血糖原因为胰岛 β 细胞瘤；糖化血红蛋白测定：4.6%；皮质醇节律：8：00 8.86 μg/dL，16：00 2.24 μg/dL，0：00 1.98 μg/dL；促肾上腺皮质激素：38.93 pg/mL；谷氨酸脱羧酶抗体、

胰岛细胞抗体阴性；甲状腺功能、性腺激素六项、肝功能、肾功能、肌酶谱、血脂、血常规均正常。

表 27-1　葡萄糖耐量试验和同步胰岛素释放试验结果

时间	葡萄糖（mmol/L）	胰岛素（μU/mL）	C 肽（ng/mL）	胰岛素释放指数	修正指数
空腹	1.0	16.33	1.81	0.91	—
餐后 1 小时	4.85	54.53	5.01	0.6	—
餐后 2 小时	4.53	33.68	3.66	0.4	—
餐后 3 小时	1.75	14.5	2.20	0.46	—
随机	2.03	9.77	1.37	0.27	163

［影像学检查］　上腹部增强 CT：动脉期胰腺体部见一个直径约 1.1 cm 的明显强化结节，静脉期及平衡期呈等密度改变；胰腺尾部另见一个直径约 0.6 cm 低密度灶，未见明显强化；胰管未见扩张。诊断：肝 S3 段小囊肿；胰腺体部异常强化结节，考虑为胰岛细胞瘤；胰腺尾部小囊性灶，建议随访；双肾多发囊肿。胸部 CT：左肺支扩并感染；右肺上叶少量炎症，建议治疗后复查。

［治疗经过］　患者低血糖发作时胰岛素仍有大量分泌，拮抗胰岛素的激素分泌水平正常，考虑患者低血糖与胰岛素分泌过多有关。计算胰岛素释放指数大于 0.4，修正指数大于 85，结合胰腺有占位，考虑低血糖原因为胰岛 β 细胞瘤。转入肝胆外科行手术治疗。术中冰冻切片病理：（胰腺）初步考虑为胰腺内分泌细胞来源的肿瘤，胰岛 β 细胞瘤不能除外，待结合石蜡切片及免疫组化检查结果确诊。病理切片：胰腺肿块，淡黄色组织一块，大小约 4.5 cm ×3 cm ×2 cm，切面见直径 0.8 cm 的灰白灰黄色结节，肿物距胰腺切缘 0.8 cm。检查见瘤细胞呈巢状器官样排列。瘤组织内血窦丰富。免疫组化：

瘤细胞 CK（+）、Syn（+）、CgA（+）、CD56（+）、CEA（-）、S-100（-）、Vim（-）、Ki-67 约 5%（+）。石蜡切片报告诊断：（胰腺）神经内分泌肿瘤，倾向胰岛 β 细胞瘤，请结合临床。患者手术后未再发生低血糖。

［最终诊断］ 胰岛 β 细胞瘤，支气管扩张并感染。

病例分析

1. 概述

胰岛 β 细胞瘤，是一种以分泌大量胰岛素而引起发作性低血糖症候群为特征的疾病，为器质性低血糖症中较常见的病因。其中 90% 以上是腺瘤，其次为腺癌。绝大多数位于胰腺内，极少数位于十二指肠、肝门及胰腺附近。

本病多见于成人发病，儿童少见，男女无明显差别。腺瘤一般较小，直径多为 0.5 ～ 5.0 cm，最大者可达 15 cm。约 4% 的胰岛 β 细胞瘤与其他内分泌腺瘤如肾上腺瘤、甲状旁腺瘤、垂体瘤同时存在，其与甲状旁腺瘤和垂体瘤可组成 I 型多发性内分泌腺瘤病。

早期手术切除肿瘤可治愈，但未及时明确诊断，导致反复发作者，终会因病情加重，在数天或数年后死亡。

2. 临床表现

（1）临床突出表现为发作性空腹低血糖，其一般特点是：①低血糖多于清晨或黎明前或饭前饥饿时发作。②低血糖发作的频率与持续时间有很大的个体性，取决于肿瘤分泌的胰岛素量、机体对低血糖的应激能力、是否自动增加进餐次数或低血糖的倾向，即自动进食的补偿效应等因素。③低血糖发作的症状可因静脉注射 / 口服葡萄糖或进食而迅速缓解，轻者也可因交感神经兴奋代偿性血糖增高而自行恢复。

（2）肥胖：由于低血糖，患者会自动累积经验进食可以缓解乃至防止发作，故患者一般均有体重增加或肥胖。

（3）精神神经系统损害：长期而严重的低血糖反应可致中枢神经系统发生器质性改变，逐渐出现持续的性格异常、记忆力及性格均有减退、精神失常、妄想甚至痴呆等精神障碍。

3. 实验室检查

血糖：空腹或发作时血糖常低于 2.8 mmol/L。血浆胰岛素：正常人空腹免疫反应胰岛素浓度为 5 ～ 10 mU/L，很少超过 30 mU/L，胰岛 β 细胞瘤时血浆中浓度升高。饥饿试验：仅当临床症状不典型，空腹血糖＞ 2.8 mmol/L 时做饥饿试验。具体方法如下：患者晚餐后禁食，次日晨 8 时测血糖。如无明显低血糖，则持续禁食，每 4 h 测 1 次血糖、胰岛素、C 肽，直至 48 h。如低血糖发作严重时，即当血糖≤ 2.5 mmol/L 时应立刻终止试验，并静脉注射 50% 葡萄糖 60 ～ 80 mL。胰岛 β 细胞瘤患者 95% 可在 48 h 内诱发低血糖，如禁食 48 h 仍无发作，基本可除外本病。

4. 影像学检查

B 超检查：因多数肿瘤体积小，定位比例不到 50%，在手术探查时采用术中超声检查有助进一步诊断。CT、MRI 检查：相对诊断率较高，是目前胰岛 β 细胞瘤手术前定位最常用的方法之一。对于直径＞ 2 cm 的胰岛 β 细胞瘤，CT 的检出率可达 60% 以上，对于直径＜ 2 cm 的肿瘤，敏感性只有 7% ～ 25%，敏感性的高低与检查的机型和方法有关。用 CT 检查胰岛 β 细胞瘤时必须采用增强扫描。MRI

对胰岛 β 细胞瘤的定位能力不如 CT，其敏感性为 20% ～ 50%；对肝转移的检出率也不及 CT，故一般不用 MRI 做术前定位检查。

5. 诊断依据

国内总结出的传统的五联征检查方法，目前还在不具有特殊检查仪器的基层医疗单位应用，而且仍具有提示诊断的实用价值。具体内容如下：①饥饿或劳累后突然发生低血糖；②空腹或发作时血糖 < 2.78 mmol/L；③不能耐受禁食；④在良好的健康状况下发病；⑤口服或注射葡萄糖后症状迅速消失。

胰岛 β 细胞瘤的确定诊断，需根据血糖及血浆胰岛素浓度的测定，具有与低血糖不相适应的高胰岛素血症的特征时可做确定诊断。

1）胰岛素释放指数 =[血浆胰岛素（mU/L）]/[血浆葡萄糖（mg/dL）]，正常人 < 0.3，胰岛 β 细胞瘤患者 > 0.4，可在 1.0 以上。

2）C 肽测定：血糖、胰岛素测定可同步进行（有条件或必要时检查）。

3）饥饿试验：胰岛 β 细胞瘤患者禁食 12 ～ 18 h 后，约有 2/3 的病例血糖可降至 3.3 mmol/L 以下，24 ～ 36 h 后绝大部分患者发生低血糖症（血糖 < 2.8 mmol/L，而胰岛素水平不下降）。此试验应在监护下进行，一旦出现低血糖症状应立即取血分别测血糖和胰岛素，同时给患者进食或注射葡萄糖并终止试验。

6. 治疗原则与方法

1）一般治疗：早期应用药物和饮食相结合的方法，对减轻一些患者的症状是有效的。尤其在晚间不应限制糖类吸收较慢的食物的摄入，其中面包、土豆、大米较好。当低血糖发作时，应用吸收快速的糖类，如水果、果汁或蔗糖等。病情严重的难治性低血糖患者，可用持续静脉输入葡萄糖的治疗方法。

2）手术治疗：一旦做出功能性胰岛 β 细胞瘤的诊断时，应尽早手术。

3）药物治疗应用于下列情况：解除低血糖症状；作为术前准备；已有转移而不能切除恶性胰岛 β 细胞瘤者；拒绝手术治疗或手术有禁忌证的患者；手术未找到腺瘤或切除腺瘤不彻底，术后仍有症状者。最常用的口服药为二氮嗪，为胰岛素分泌的抑制剂，能改善高胰岛素血症的症状。每次剂量 100～200 mg，每天 1～2 次，口服，维持期用量较开始的治疗量逐渐减少。生长抑素是胰岛素分泌较强的抑制剂，醋酸奥曲肽注射液为长效生长抑素类似物 8 肽，已成为胰岛 β 细胞瘤药物治疗的有效替代物，它同二氮嗪合用可起到协同治疗作用。对于高龄、体弱、不能手术的恶性胰岛 β 细胞瘤患者，可采用链佐星素，此药可以减少低血糖症发作的频率，使肿瘤变小及患者存活时间延长。

专家点评

该病例为中年女性，以清晨发作性头晕为主要表现，发作时测血糖明显降低，进食或服糖后症状缓解，符合典型的 Whipple 三联征表现，初步诊断为低血糖症。入院后监测血糖提示患者在凌晨 2：00 和空腹时均有低血糖发生，最低血糖为 1.0 mmol/L。患者空腹及低血糖发作时血浆胰岛素分泌不被抑制，表明该患者低血糖的发生与胰岛素分泌有关。此外患者皮质醇水平正常，肝、肾功能无异常，既往无胃肠道手术史及特殊药物尤其是降糖药物使用史。结合影像学检查提示胰腺占位，故低血糖原因考虑为胰岛 β 细胞瘤，最后手

173

术病理证实。胰岛 β 细胞瘤是一种以分泌大量胰岛素而引起发作性低血糖症候群为特征的疾病，为器质性低血糖症中较常见的病因。胰岛 β 细胞瘤的确定诊断，需根据血糖及血浆胰岛素浓度的测定结果，具有与低血糖不相适应的高胰岛素血症的特征时可做定性诊断。影像学检查可协助定位诊断，绝大多数位于胰腺内，极少数位于十二指肠、肝门及胰腺附近。早期手术切除肿瘤可治愈。

（邹芳）

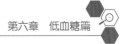

病例 28　乙酰水杨酸致非糖尿病患者顽固性低血糖 1 例

病历摘要

患者，男，23 岁，大学生。

[主诉]　因突发神志不清 1 小时急诊入院。

[现病史]　家属诉患者 2 月 4 日受凉后出现鼻塞、流涕伴头晕、头痛不适，无咳嗽、咳痰，无胸闷、气逼，无腹痛、腹泻等不适，于晚 20：00 自行服用"复方乙酰水杨酸片 2 片"，后诉症状稍好转。晚 23：00 左右家属发现患者全身大汗，当时意识尚清楚，更换衣服后随即入睡。2 月 5 日凌晨 1：30 左右家属因失眠未入睡查看患者时发现患者呼之不应、神志不清，伴流涎、双目睁大，无四肢抽搐、嘴角歪斜、大小便失禁，急送至我院急诊科，当时测血糖为 0.9 mmol/L，立即给予 50% 葡萄糖 60 mL 静推及等糖液体维持，血糖上升，神志转清，但有烦躁不安，进一步查颅脑 CT 未见明显异常；心电图提示窦性心律不齐。为进一步明确低血糖原因于 2 月 5 日上午 10：00 收入我科住院治疗。起病以来，患者精神、饮食、睡眠正常。除乙酰水杨酸外无其他用药史。

[入院查体]　体温 37.1 ℃，脉搏 83 次/分，呼吸 20 次/分，血压 120/52 mmHg，BMI 25.1 kg/m²。神志清楚，体型偏胖，对答准确，两肺呼吸音清，未闻及干湿性啰音，心率 83 次/分，心律齐，未闻及杂音，腹平软，肝、脾未触及肿大，双下肢无水肿，四肢肌力 5 级，病理征阴性。

[实验室检查]　糖化血红蛋白 4.9 %；葡萄糖耐量试验：空腹血糖 5.64 mmol/L，60 分钟血糖 9.01 mmol/L，120 分钟血糖 7.40 mmol/L，180 分钟血糖 2.75 mmol/L；同步胰岛素释放试验：空腹胰岛素 76.69 μU/mL，60 分钟胰岛素 53.64 μU/mL，120 分钟胰岛素 353.00 μU/mL，180 分钟胰岛素 16.96 μU/mL；同步 C 肽释放试验：空腹 C 肽 1.35 ng/mL，60 分钟 C 肽 4.29 ng/mL，120 分钟 C 肽 4.37 ng/mL，180 分钟 C 肽 1.24 ng/mL（表 28-1）。血糖稳定 3 天后复查：空腹血糖 5.77 mmol/L、同步空腹胰岛素 25.37 μU/mL。糖尿病相关抗体（GAD、ICA、IAA）均阴性。性腺激素六项、甲状腺功能、皮质醇节律、肝功能、肾功能、电解质、肿瘤四项均正常。

表 28-1　葡萄糖耐量试验和同步胰岛素、C 肽释放试验

时间	血糖（mmol/L）	胰岛素（μU/mL）	C 肽（ng/mL）	胰岛素释放指数
0 min	5.64	76.69	1.35	0.76
60 min	9.01	53.64	4.29	0.33
120 min	7.4	353	4.37	2.65
180 min	2.75	16.96	1.24	0.34
3 天后复查 0 min	5.77	25.37	—	0.24

[影像学检查]　肝、胆、胰、脾 MRI 平扫＋增强扫描：未见异常；颅脑 MRI 平扫：左侧额叶白质见一慢性小缺血灶。

[其他检查]　常规心电图：正常。

[诊断]　低血糖症。

[治疗经过]　入院后每小时监测 1 次血糖，给予持续含糖液体输注，并嘱患者进食，仍反复发生低血糖，入院后第 1 个 24 h 最低血糖为 1.4 mmol/L，反复推注高糖 270 g，并持续 10% 葡萄糖注射液维持静脉点滴。第 2 个 24 h 继续 10% 葡萄糖注射液静脉维持点滴，

笔记

最低血糖为 2.7 mmol/L。入院后患者频发严重低血糖，建议使用糖皮质激素升糖，家属考虑其不良反应暂时未用。于入院后第 3 天晚上经患者家属同意后临时给予氢化可松 50 mg 静脉点滴升糖，连续使用 2 天后患者未发生低血糖，此后停止使用任何升糖药物观察 2 天无低血糖发生。

病例分析

低血糖症（hypoglycemia）是静脉血浆葡萄糖（简称血糖）低于正常的一种临床现象，它不是一个独立的疾病，而是由多种因素所致的血糖浓度过低的综合征。临床上以交感神经兴奋和脑细胞缺糖为主要特点。按照传统的 Whipple 三联征，一般将静脉血浆葡萄糖浓度低于 2.8 mmol/L（50 mg/dL）作为低血糖的标准。

1. 病因和分类

常见的低血糖症分为两大类：第一为空腹（吸收后）低血糖症；第二为餐后（反应性）低血糖症（表 28-2）。空腹低血糖症主要病因是不适当的高胰岛素血症，餐后低血糖症则是胰岛素反应性释放过多。临床上反复发生空腹低血糖提示有器质性疾病；餐后的反应性低血糖症多见于功能性疾病。某些器质性疾病（如胰岛 β 细胞瘤）虽以空腹低血糖为主，但也可有餐后低血糖发作。

2. 病理生理

脑细胞所需要的能量几乎完全来自于葡萄糖。血糖下降至 2.8 ～ 3.0 mmol/L 时，胰岛素分泌受抑制，升糖激素（胰高血糖素、肾上腺素、生长激素和糖皮质激素等）的分泌增加导致交感神经兴奋症状出现。血糖下降至 2.5 ～ 2.8 mmol/L 时，大脑皮层会受抑制，

表 28-2 低血糖症的临床分类

临床分类
（1）空腹（吸收后）低血糖症
1）内源性胰岛素分泌过多：
胰岛 β 细胞疾病：胰岛 β 细胞瘤、胰岛增生；
胰岛素分泌过多：由促胰岛素分泌剂如磺酰脲类、苯甲酸类衍生物所致；
自身免疫性低血糖：胰岛素抗体、胰岛素受体抗体、胰岛 β 细胞抗体；
异位胰岛素分泌
2）药物性：外源性胰岛素、磺酰脲类及饮酒、喷他脒、奎宁、水杨酸盐等
3）重症疾病：肝衰竭、心力衰竭、肾衰竭、脓毒血症、营养不良等
4）胰岛素拮抗激素缺乏：胰高血糖素、生长激素、皮质醇及肾上腺单一或多种激素缺乏
5）胰外肿瘤
（2）餐后（反应性）低血糖症
1）糖类代谢酶的先天性缺乏：遗传性果糖不耐受症、半乳糖血症
2）特发性反应性低血糖症
3）滋养性低血糖症（包括倾倒综合征）
4）肠外营养（静脉高营养）治疗
5）功能性低血糖症
6）2 型糖尿病早期出现的进餐后期低血糖症

进而波及包括基底节、下丘脑及自主神经中枢在内的皮层下中枢，最后累及延髓；低血糖纠正后，按上述顺序逆向恢复。

3. 临床表现

低血糖呈发作性，时间及频率随病因不同而异，非特异性症状千变万化。低血糖症的临床表现可归纳为以下两个方面。

（1）交感神经过度兴奋的表现：低血糖发作时由于交感神经和肾上腺髓质释放肾上腺素、去甲肾上腺素和一些肽类物质，临床会表现为出汗、饥饿、感觉异常、流涎、颤抖、心悸、紧张、焦虑、软弱无力、面色苍白、心率加快、四肢冰凉、收缩压轻度升高等。

（2）脑功能障碍的表现：亦称神经低血糖症状，是大脑缺乏足量葡萄糖供应时功能失调的一系列表现。初期为精神不集中、思维和语言迟钝、头晕、嗜睡、视物不清、步态不稳，可有幻觉、躁动、易怒、行为怪异等精神症状。皮层下受抑制时可出现骚动不安，甚而强直性惊厥、锥体束征阳性。波及延髓时患者进入昏迷状态，各种反射消失。如果低血糖持续得不到纠正，造成的损伤常不易逆转甚至导致患者死亡。

低血糖时临床表现的严重程度取决于：①低血糖的程度；②低血糖发生的速度及持续时间；③机体对低血糖的反应；④患者年龄等。低血糖时机体的反应个体差别很大，低血糖症状在不同的个体变异性较大，但在同一个体可基本相似。长期慢性低血糖者多有一定的适应能力，临床表现不太显著，以中枢神经功能障碍表现为主。糖尿病患者由于血糖快速下降，即使血糖高于 2.8 mmol/L，也可出现明显的交感神经兴奋症状，称为"低血糖反应（reactive hypoglycemia）"。部分患者虽然有低血糖但可能无明显症状，往往不易被觉察，极易进展成严重低血糖症，进而陷入昏迷或惊厥，这种称为未察觉低血糖症（hypoglycemia unawareness）。

4. 诊断

（1）低血糖症的诊断：低血糖症诊断困难的主要原因是由于起病急，临床症状、体征和生化指标异常交织在一起，故临床上易被误诊和漏诊。但该病的诊断主要取决于血糖值。根据低血糖典型表现（Whipple 三联征）可确定：①低血糖症状；②发作时血糖低于 2.8 mmol/L；③供糖后低血糖症状迅速缓解。少数空腹血糖降低不明显或处于非发作期的患者，应多次检测有无空腹或吸收后低血糖，必要时采用 48 ～ 72 小时禁食试验。

（2）评价低血糖症的实验室检查：低血糖症临床症状的严重

程度与体征不总是与血糖值一致。因此，依据实验室检查诊断时必须注意：①同一患者同一时间动脉血糖值通常略高于毛细血管血糖值，而后者又高于静脉值，空腹时毛细血管血糖值比静脉血糖值高5%～10%。②血糖测定分血清、全血、血浆测定3种，测定血清血糖时，采血后必须立即送检，否则时间长导致糖分解、结果偏低；全血血糖易受红细胞压积和非糖物质的影响；所以目前临床上多测定血浆血糖值。③对原因不明，呈持续性或反复发作的低血糖，应检测血胰岛素、C肽、胰岛素原和磺脲类药物浓度以资鉴别。

1）血浆胰岛素测定：低血糖发作时，应同时测定血浆葡萄糖、胰岛素和C肽水平，以证实有无胰岛素和C肽分泌过多。血糖＜2.8 mmol/L时相应的胰岛素浓度≥36 pmol/L（≥6 mU/L；放射免疫法，灵敏度为5 mU/L）或胰岛素浓度≥18 pmol/L（≥3 mU/L；ICMA法，灵敏度≤1 mU/L）提示低血糖为胰岛素分泌过多所致。

2）胰岛素释放指数：为血浆胰岛素与同一血标本测定的血糖值之比。正常人该比值＜0.3，多数胰岛β细胞瘤患者＞0.4，甚至1.0以上；血糖不低时此值＞0.3，无临床意义。

3）血浆胰岛素原和C肽测定：参考Marks和Teale诊断标准，即血糖＜3.0 mmol/L，C肽＞300 pmol/L，胰岛素原＞20 pmol/L，应考虑胰岛β细胞瘤。胰岛β细胞瘤患者血浆胰岛素原在总胰岛素值的占比常＞20%，可达30%～90%，说明胰岛β细胞瘤可分泌较多胰岛素原。

4）48～72小时饥饿试验：少数未觉察的低血糖或处于非发作期以及高度怀疑胰岛β细胞瘤的患者应在严密观察下进行本项试验，试验期应鼓励患者活动。开始前取血标本测血糖、胰岛素、C肽，之后出现低血糖症状时结束试验；如已证实存在Whipple三联征，血

笔记

糖＜ 3.0 mmol/L 即可结束，但应先取血标本，测定血糖、胰岛素、C 肽和 β- 羟丁酸浓度。必要时可以静推胰高血糖素 1 mg，每 10 分钟测 1 次血糖，共测定 3 次。C 肽＞ 200 pmol/L 或胰岛素原＞ 5 pmol/L 可认为胰岛素分泌过多。

如胰岛素水平高而 C 肽水平低，可能为外源性胰岛素的因素。若 β- 羟丁酸浓度水平＜ 2.7 mmol/L 或注射胰高血糖素后血糖升高幅度＜ 1.4 mmol/L 则为胰岛素介导的低血糖症。

5）延长（5 小时）口服葡萄糖耐量试验：主要用于鉴别 2 型糖尿病早期出现的餐后晚发性低血糖症。方法：口服 75 g 葡萄糖，测定服糖前、服糖后 30 分钟、1 小时、2 小时、3 小时、4 小时和 5 小时的血糖、胰岛素和 C 肽。该试验可判断有无内源性胰岛素分泌过多，有利于低血糖的鉴别诊断。

5. 鉴别诊断

低血糖症的表现无特异性，以交感神经兴奋症状为主要表现的易于识别，以脑缺糖为主要表现者常易被误诊为癫痫、脑血管意外、癔病、精神分裂症、直立性低血压、脑膜炎、脑炎、脑瘤和糖尿病酮症酸中毒、高渗性昏迷、肝昏迷、垂体功能减退症、Addison 病、甲状腺功能减退症、自身免疫性低血糖症、药物性低血糖症、非胰岛 β 细胞瘤性低血糖症等。

6. 预防和治疗

（1）低血糖的预防：临床医生必须熟练掌握低血糖的诊断线索，包括酗酒史、用药史、相关疾病史等，应加强合用药并提倡少饮酒。对于不明原因的脑功能障碍症状应及时监测血糖。反复严重低血糖发作且持续时间长者，可引起不可逆转的脑损害，故应及早识别、及时防治。疑为胰岛 β 细胞瘤者，则应在术前明确定位后进行肿瘤切除术。

（2）低血糖的治疗：不论是急性或慢性低血糖症，若患者反复出现低血糖，则提示存在某种疾病，应及早明确病因，这是治疗的关键。为避免严重后果，应做如下处理。

1）急性低血糖症的处理。①葡萄糖的应用：对急重症的低血糖伴昏迷者，为避免病情恶化，必须快速静脉注射 50% 葡萄糖溶液 50 ～ 100 mL，必要时重复 1 ～ 2 次，直至患者神志清醒，继之予 10% 葡萄糖液静脉滴注，使血糖维持在 8.3 ～ 11.1 mmol/L（50 ～ 200 mg/dL），观察 12 ～ 48 h，有利于脑细胞的恢复和防止再度昏迷。如不具备上述条件，且低血糖昏迷者又不宜饮糖水（易引起窒息），此时可用蜂蜜或果酱等涂抹在患者的牙齿、口腔黏膜，或鼻饲糖水进行急救。②胰高血糖素的应用：可在发病后与 50% 葡萄糖溶液同时应用，一般剂量 0.5 ～ 1.0 mg，可皮下或肌内注射，患者多在 10 ～ 30 min 神志恢复，必要时重复应用。③肾上腺素的应用：当患者有严重低血糖伴休克，又不具备上述条件时，可中小剂量应用，但高血压患者和老年人慎用。④甘露醇的应用：经过上述处理后患者血糖已恢复，但仍昏迷，且时间超过 30 min 者，为低血糖昏迷，可能伴有脑水肿，可考虑静脉滴注 20% 甘露醇 40 g、20 min 内输完。⑤肾上腺皮质激素的应用：经高糖治疗后，血糖虽已维持在 8.3 ～ 11.1 mmol/L，但经 15 ～ 30 min 神志仍未清醒者，为使大脑不受损害，可酌情应用肾上腺皮质激素 100 ～ 200 mg（或地塞米松 10 mg），每 4 ～ 8 h 1 次，共 2 ～ 3 次。

2）轻度低血糖或慢性低血糖症的处理。①对症治疗：若患者目前正在口服降血糖药或胰岛素治疗期间，凡出现心悸、多汗、软弱、饥饿或头晕等症状或体征，已意识到为低血糖症表现者，立即给予饼干、糖块或糖水饮料等（含糖 10 ～ 20 g），同时监测并维持血糖在一定水平，一般患者在 10 ～ 20 min 可恢复，如遇病情不易缓解者，也可用 50% 的葡萄糖溶液静脉注射或 10% 葡萄糖溶液静脉滴注。②饮食方面：高蛋白、高脂肪、低碳水化合物饮食，并以少量多餐为主，以减少对胰岛素分泌的刺激作用。

3）病因治疗：低血糖症是涉及诸多因素的疾病，其中降血糖药只是引起低血糖症的部分原因，若具有消化系统、内分泌代谢和若干类肿瘤等疾病因素的影响，亦可出现严重的低血糖症，应予以相应的治疗。

专家点评

低血糖症最常见的病因包括胰岛 β 细胞瘤、胰岛素自身免疫综合征、反应性低血糖和药源性低血糖症。本例患者应用非甾体类抗炎药"复方乙酰水杨酸"，每片含乙酰水杨酸 220 mg、非那西丁 150 mg 和咖啡因 35 mg，后出现严重低血糖导致神志不清，血糖最低为 0.9 mmol/L，补糖后症状迅速缓解，停用该药物并经过 72 小时代谢后无低血糖发生。该患者为青壮年，既往身体健康，无胃肠道手术史，未曾应用含巯基类药物等，肝肾功能正常，OGTT 检查示血糖正常，胰岛素释放试验提示高胰岛素血症。虽然胰岛素释放指数提示胰岛 β 细胞瘤可能，但患者体型偏胖可能出现高胰岛素血症，且胰腺 MRI 未见异常，胰岛自身抗体阴性，后期血糖恢复正常后复查胰岛素水平明显下降，未再出现空腹低血糖。故而排除胰岛 β 细胞瘤和胰岛素自身免疫综合征。此外患者皮质醇水平正常，排除肾上腺功能减退所致低血糖。另外，虽然该患者服用的药物为复合制剂，但其成分非那西丁和咖啡因目前尚没有研究表明可引起低血糖症，但乙酰水杨酸引起低血糖却屡见报道。因此，综合考虑最后诊断为乙酰水杨酸所致的药源性低血糖症。

乙酰水杨酸又称阿司匹林，为非甾体类抗炎药，在临床上广泛应用，胃肠道反应为其最常见的不良反应，并为临床医师所重视，但引起正常人低血糖尤其是严重低血糖事件的报道甚少。国内近些年陆续有报道非甾体类抗炎药尤其是阿司匹林引起低血糖的病例。甚至有服用大剂量阿司匹林引起严重低血糖甚至导致死亡的报道。还有一些研究报道了非糖尿病患者感冒后服用非甾体类抗炎药后出现低血糖。早在1978年国外研究中就有水杨酸盐导致非糖尿病患者发生低血糖的报道，随后1991年Raschke等报道牛皮癣患者局部皮肤使用含乙酰水杨酸药膏后出现顽固性低血糖的病例，但此后关于此方面的报道甚少，2000年曾有吲哚美辛治疗动脉导管未闭引起顽固性低血糖的报道。

非甾体类抗炎药曾被用作降血糖药，但因其毒性作用在临床上未被推广使用。其引起低血糖症的具体机制目前尚未完全阐明。目前对机制的探讨主要来源于对2型糖尿病动物模型的研究，可能的机制包括减少肝糖原的生成、促进内源性胰岛素的分泌、增加外周组织对葡萄糖的利用，从而提高胰岛素的敏感性，降低血糖；还有研究发现非甾体类抗炎药能从蛋白结合位点置换磺酰脲类化合物并阻止其从肾脏的排泄，从而降低血糖，导致低血糖症的发生。本例患者初次查胰岛素水平明显升高，低血糖纠正后复查胰岛素水平显著下降，提示乙酰水杨酸在体内可能有促进胰岛素分泌的作用，随着药物代谢该作用消失，胰岛素的水平也随之下降。

　　糖尿病患者使用降糖药物尤其是促泌剂和胰岛素导致低血糖症的事件屡见报道，但单纯服用非甾体类抗炎药致正常人低血糖症且持续发作 3 天者报道甚少。该病例提示我们，在临床医疗中应该指导患者正确服用药物，避免药物滥用，从而尽可能避免不良反应尤其是严重不良事件的发生。此外，该病例也值得临床医生在应用非甾体类抗炎药时借鉴，尤其是正接受治疗的糖尿病患者，若需联合使用此类药物要密切监测血糖。

参考文献

1. 刘新民 . 实用内分泌学 . 3 版 . 北京：人民军医出版社，2004.

2. 赵珊珊，李静，李瑞花 . 阿司匹林致非糖尿病患者严重低血糖死亡 1 例 . 中国药物警戒，2015（12）：766，768.

3. 赵勇，赵永锋 . 非甾体类消炎药致低血糖症 1 例 . 中国药物滥用防治杂志，2008，14（5）：310.

4. 李俊华，乔虹 . 非甾体类抗炎药引起严重低血糖症一例 . 临床内科杂志，2012，29（4）：283.

5. ARENA FP D C，SAUDEK C D. Salicylate-induced hypoglycemia and ketoacidosis in a nondiabetic adult. Arch Intern Med，1978，138（7）：1153-1154.

6. RASCHKE R，ARNOLD-CAPELL P A，RICHESON R，et al. Refractory hypoglycemia secondary to topical salicylate intoxication. Arch Intern Med，1991，151（3）：591-593.

7. HOSONO S，OHNO T，OJIMA K，et al. Intractable hypoglycemia following indomethacin therapy for patent ductus arteriosus. Pediatr Int，2000，42（4）：372-374.

8. ANDERSON K，WHERLE L，PARK M，et al. Salsalate，an old，inexpensive drug with potential new indications：a review of the evidence from 3 recent studies. Am Health Drug Benefits，2014，7（4）：231-235.

9. WANG X，DUBOIS D C，CAO Y，et al. Diabetes disease progression in Goto-Kakizaki rats：effects of salsalate treatment. Diabetes Metab Syndr Obes，2014，7：381-389.

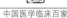

10. AMIRI L，JOHN A，SHAFARIN J，et al. Enhanced glucose tolerance and pancreatic beta cell function by low dose aspirin in hyperglycemic insulin-resistant type 2 diabetic Goto-Kakizaki（GK）rats. Cell Physiol Biochem，2015，36（5）：1939-1950.

11. CARVALHO-FILHO M A，ROPELLE E R，PAULI R J，et al. Aspirin attenuates insulin resistance in muscle of diet-induced obese rats by inhibiting inducible nitric oxide synthase production and S-nitrosylation of IRbeta/IRS-1 and Akt. Diabetologia，2009，52（11）：2425-2434.

12. HUNDAL R S，PETERSEN K F，MAYERSON A B，et al. Mechanism by which high-dose aspirin improves glucose metabolism in type 2 diabetes. J Clin Invest，2002，109（10）：1321-1326.

（邹芳）

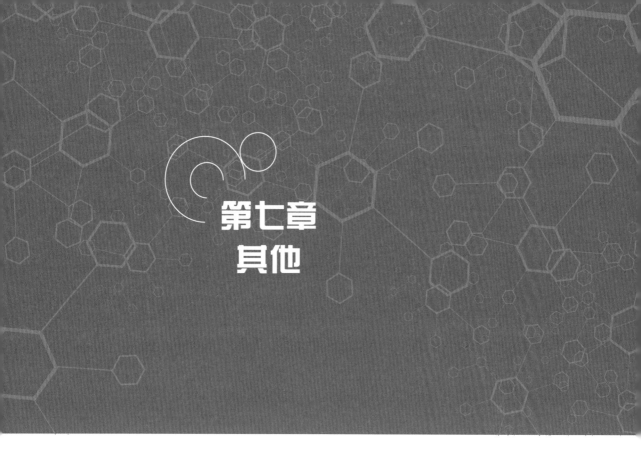

第七章
其他

病例 29　先天性肾性尿崩症 1 例

病历摘要

患者，男，33 岁。

［主诉］　反复多饮、多尿 30 余年。

［现病史］　患者 30 年前无明显诱因出现多饮，尤喜冷饮，饮水量大，伴多尿，每日尿量 10～12 L，无视野缺损，无头晕、头痛，无多食，无烦躁，遂来我院就诊。

［既往史］　既往身体状态差，反复发热，生长发育迟缓。

［家族史］　弟弟有多饮、多尿症状。

[入院查体] 体型偏瘦，心、肺、腹未见异常。

[实验室检查] 血常规、肝功能、电解质：未见明显异常；肾功能：尿素 8.7 mmol/L，肌酐 156.1 μmol/L；尿常规：尿比重 1.002，尿糖（−）；24 小时尿量为 11 ～ 12 L。

[影像学检查] 垂体 MRI：T_1 高信号消失，T_2 信号正常；泌尿系 MRI 水成像：巨结肠、双侧肾积水；泌尿系彩超：尿潴留（膀胱残余尿量＞ 300 mL）。

[其他检查] 禁水加压素试验结果见表 29-1。

表 29-1 禁水加压素试验

时间	尿量（mL）	尿比重	血浆渗透压（mOsm/L）	体重（kg）
第 1 小时	460	1.002	297.56	48.7
第 2 小时	450	1.002	298.23	48.2
第 3 小时	480	1.002	296.95	47.8
第 4 小时	450	1.002	296.48	47.3
第 5 小时	470	1.002	298.72	46.9
第 6 小时	460	1.002	293.66	46.4
第 7 小时	440	1.002	295.28	45.8
第 8 小时	450	1.002	294.91	45.2

注：在第 7 小时开始时皮下注射血管加压素 5 U。

对该患者谱系中的所有成员 *AVPR2* 基因进行测序并绘制家系图。

使用直接测序扫描 *AVPR2* 基因的 3 个外显子的突变。如图 29-1、图 29-2 所示，在先证者及其兄弟的 *AVPR2* 基因的第 3 外显子中发现了两个纯合突变（第 1008 个碱基 A → G 和第 1090 个碱基 C → T）。第 1008 个碱基 A → G 提出了沉默突变 *L309L*（CTA → CTG）。第 1090 个碱基 C → T 表明终止密码子 TGA 取代了原始精氨酸密码子 CGA，导致在 *R337X* 中无义突变。

笔记

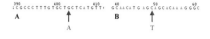

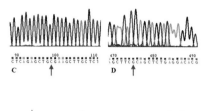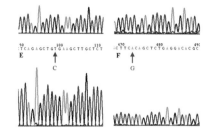

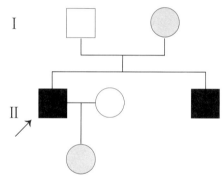

注：A/B：第 1008 位碱基正、反向测序，A 替代 G，*L309L* 同义突变。C/D：正常的第 1090 位碱基。E/F：先证者第 1009 位碱基正、反向测序，C 替代 T，*R337X* 无义突变。

图 29-1 *AVPR2* 基因第 3 外显子测序图

注：黑色：先天性肾性尿崩症患者有纯合子 *R337X* 突变和临床症状。灰色：具有杂合 *R337X* 突变但没有临床症状的个体。白色：没有临床和遗传异常。

图 29-2 具有 *AVPR2* 基因突变的先天性肾性尿崩症谱系

［诊断］ 肾性尿崩症。

［治疗经过］ 入院后予氢氯噻嗪联合阿米洛利治疗，患者每日尿量减少至 4.5 ～ 5 L。

病例分析

尿崩症是指精氨酸血管升压素（arginine-vasopressin，AVP）又称抗利尿激素（antidiuretic hormone，ADH）严重缺乏或部分缺乏（中枢性尿崩症），或肾脏对 AVP 不敏感（肾性尿崩），导致肾小管重吸收水功能障碍，从而引起以多尿、烦渴、多饮与低比重尿和低渗尿为特征的一组综合征。

肾性尿崩症：指远端小管和集合管上皮对 AVP 作用呈抗性，从而出现尿崩症症状，而血浆 AVP 水平正常或高于正常，注射血管升压素不能使 cAMP 增加，故认为该症状关键在于肾小管在血管升压素作用下不能产生 cAMP。

AVP 由下丘脑视上核和室旁核分泌，并从垂体后叶释放，AVP 主要通过与细胞基膜外侧表面上的精氨酸血管升压素受体 2（arginine-vasopressin receptor 2 gene，AVPR2）结合来介导其抗利尿作用。先天性肾性尿崩症（congenital nephrogenic diabetes insipidus，CNDI）是一种罕见的遗传性疾病，由 AVPR2 或水通道蛋白（aquaporin，AQP）-2 的基因突变引起。AVPR2 基因突变显示为 X 连锁隐性遗传，引起近 90% 的 CNDI。AQP2 基因突变显示为常染色体隐性遗传或常染色体显性遗传，但仅导致 10% 的 CNDI。AVPR2 基因编码 371 个氨基酸 G 蛋白偶联受体，由 3 个外显子组成。AVP 与 AVPR2 结合后，AVP-AVPR2 复合物激活 G 蛋白 / 腺苷酸环化酶，增加细胞内 cAMP，这启动了磷酸化级联反应，促进 AQP2 易位至肾小管的顶膜。AVPR2 基因的突变导致尿液浓缩能力受损，进而导致多尿，同时可能导致精神和（或）生长发育迟缓。迄今为止，已经鉴定了 300 个家族中 AVPR2 基因的 200 多个突变，产生大约 56% 的错义突变，27% 的小缺失 / 插入，9% 的无义突变和 8% 的大或复杂缺失。

CNDI 患者通常在婴儿时期因持续性多尿、频繁发烧、严重脱水、电解质紊乱、生长迟缓和精神发育迟滞而被发现，这是 McIlraith 于

1892 年首次描述的。精神发育迟滞一直被认为是未经治疗的肾性尿崩症的重要并发症，或是由于过度补水引起的严重脑脱水和脑水肿反复发作的后遗症。通过母乳喂养，婴儿通常茁壮成长并且不会出现脱水迹象，这是因为人乳中盐和蛋白质含量较低，使得一些患者在成年时被延迟诊断。

通常，*AVPR2* 基因的缺陷分类如下：① 1 型突变体受体到达细胞表面但受体、配体结合受损并且不能诱导正常的 cAMP 产生；② 2 型突变体细胞内受体转运不良，不能到达细胞表面而被困在细胞内部；③ 3 型突变体受体被不适当地转录，导致形成不稳定的 mRNA，其迅速降解。大多数 *AVPR2* 突变导致 2 型突变受体。

1. 诊断

症状为烦渴，多饮，尿量多、每天 4 ～ 10 L；低渗尿，尿渗透压小于血浆渗透压，尿比重多在 1.005 以下；禁水加压素试验不能使尿比重和尿渗透压增加，而注射血管升压素后尿量不减少、尿比重不增加。

2. 鉴别诊断

（1）原发性烦渴：常与精神因素有关，引起烦渴、多饮，从而导致多尿、低比重尿。禁水后尿量减少、尿比重增加。

（2）中枢性尿崩症：多种原因影响 AVP 的合成、转运、储存及释放。分为继发性尿崩症（颅内肿瘤、头部外伤、常染色体显性遗传、常染色体隐性遗传等）和特发性尿崩症。禁水加压素试验不能使尿比重和尿渗透压增加，而注射血管升压素后尿量减少、尿比重增加、尿渗透压较注射前增加 9% 以上。精氨酸血管升压素或去氨加压素治疗有明显效果。

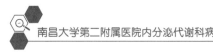

（3）其他：慢性肾脏疾病，尤其是肾小管疾病、高钙血症、低钾血症影响肾脏浓缩功能从而引起多尿、口渴等症状。

3. 治疗

（1）主要是对症治疗补足水分，维持水、电解质平衡，减少糖、盐等溶质的摄入。

（2）氢氯噻嗪可影响远端肾小管产生负钠平衡，刺激近端小管对钠的重吸收，增加对水分的吸收，可给予氢氯噻嗪 25 ～ 50 mg，每天 3 次，可减少尿量约 50%。长期服用氢氯噻嗪可能引起低钾、高尿酸血症等，应适当补充钾盐。

（3）吲哚美辛减少肾脏血流量及对抗前列腺素抑制 cAMP 的作用，与氢氯噻嗪并用效果更好，常用每次 25 mg，每天 3 次。

专家点评

木例患者因反复多饮、多尿入院，有典型多饮、多尿、低比重尿症状，完善禁水加压素试验，诊断为肾性尿崩症。同时考虑患者弟弟有相同症状，完善基因检测，并绘制家系图。患者经过氢氯噻嗪联合阿米洛利治疗后，尿量明显减少。因肾性尿崩为 X 连锁隐性遗传，明确诊断后为患者的优生优育提供了指导。本例为典型病例，为肾性尿崩症的诊断和治疗提供了思路。

参考文献

1. SPANAKIS E, MILORD E, GRAGNOLI C. AVPR2 variants and mutations in nephrogenic diabetes insipidus：review and missense mutation significance. J Cell Physiol, 2008, 217（3）：605-617.

2. CHEN C H, CHEN W Y, LIU H L, et al. Identification of mutations in the arginine

笔记

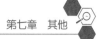

vasopressin receptor 2 gene causing nephrogenic diabetes insipidus in Chinese patients. J Hum Genet, 2002, 47（2）: 66-73.

3. SEIBOLD A, BRABET P, ROSENTHAL W, et al. Structure and chromosomal localization of the human antidiuretic hormone receptor gene. Am J Hum Genet, 1992, 51（5）: 1078-1083.

4. BOSON W L, DELLA MANNA T, DAMIANI D, et al. Novel vasopressin type 2（AVPR2）gene mutations in Brazilian nephrogenic diabetes insipidus patients. Genet Test, 2006, 10（3）: 157-162.

5. MORELLO J P, BICHET D G. Nephrogenic diabetes insipidus. Annu Rev Physiol, 2001, 63: 607-630.

6. FORSSMAN H. Is hereditary diabetes insipidus of nephrogenic type associated with mental deficiency? Acta Psychiatr Neurol Scand, 1955, 30（4）: 577-587.

7. NAKADA T, MIYAUCHI T, SUMIYA H, et al. Nonobstructive urinary tract dilation in nephrogenic diabetes insipidus. Int Urol Nephrol, 1990, 22（5）: 419-427.

8. URIBARRI J, KASKAS M. Hereditary nephrogenic diabetes insipidus and bilateral nonobstructive hydronephrosis. Nephron, 1993, 65（3）: 346-349.

（沈云峰）

病例 30　艾塞那肽致低体温 1 例

病历摘要

患者，男，43 岁。

[主诉]　发现血糖升高 6 年，于 2016 年 3 月 9 日就诊。

[现病史]　患者自述 6 年前因体检发现血糖高（未见报告单），无口干、多饮、多尿、四肢麻木、视物模糊等不适，于外院诊断为"2 型糖尿病"，并予"二甲双胍（0.5 g、每天 3 次）"治疗，后因胃肠道不适停用二甲双胍，改为"格列齐特缓释片（60 mg，每天 1 次）+ 阿卡波糖（50 mg、每天 3 次）"治疗。平素生活不规律，饮食控制不佳，缺乏运动，血糖控制不理想，体温正常。为求进一步明确诊疗就诊于我院，门诊以"2 型糖尿病"为诊断收入我科，自发病以来，患者神志清，精神可，饮食、睡眠可，大小便无明显异常，近半年体重未见明显增减。

[既往史]　无特殊。否认食物、药物过敏史。

[入院查体]　体温 36.5 ℃，脉搏 82 次 / 分，呼吸 19 次 / 分，血压 112/86 mmHg。神志清，精神可，皮肤黏膜正常，全身浅表及局部淋巴结未触及肿大，双肺呼吸音清，未闻及明显干湿性啰音，心律齐，心率 82 次 / 分，各瓣膜听诊区未闻及明显杂音及心包摩擦音，腹部平坦，腹肌软，腹部叩诊鼓音，无压痛及反跳痛，病理征阴性，双下肢无水肿。

[实验室检查]　空腹血糖 9.72 mmol/L，餐后 2 小时血糖 13.59 mmol/L，HbA$_{1c}$ 8.5%，空腹血胰岛素 23.7 mU/L，餐后 2 小时胰岛素 48.3 mU/L，甲状腺功能正常，体质指数 28.7 kg/m^2。血常规、

笔记

红细胞沉降率、肝功能、血脂、便常规＋潜血、凝血四项＋D-二聚体、骨代谢四项、肿瘤四项未见明显异常，叶酸、维生素 B_{12} 测定未见明显异常。

［影像学检查］ 眼底照相、神经传导速度、胸部正位片、心脏彩超、头颈部及下肢动静脉血管彩超均未见明显异常。

［其他检查］ 心电图未见明显异常。

［诊断］ 结合患者病史、血糖、体质指数及胰岛功能，"2 型糖尿病" 诊断明确。

［治疗经过］ 嘱患者停用格列齐特缓释片，自 2016 年 3 月 9 日始予阿卡波糖（50 mg、每天 3 次）＋艾塞那肽（5 μg、每天 2 次）治疗。

［治疗转归］ 2016 年 3 月 10 日，患者感到食欲明显下降，但无腹胀、恶心、呕吐、腹泻、头晕、头痛等症状，当时未测体温。2016 年 3 月 19 日起患者感畏寒，但当时未测体温，3 月 24 日在医师建议下，连续测量并记录腋温，发现体温低于正常，于 3 月 26 日起停用艾塞那肽，后体温逐渐恢复至正常水平（图 30-1）。4 月 2 日开始改为格列齐特缓释片（90 mg，每天 1 次）＋阿卡波糖（50 mg、每天 3 次）治疗，此后持续 1 个月余未再出现畏寒症状，且血糖水平控制相对稳定（2016 年 5 月 5 日 FPG 7.6 mmol/L，2 h PG 10.7 mmol/L）。患者于 2016 年 12 月 20 日复诊，诉近半年余未出现类似畏寒症状，血糖控制可，拒绝再次使用艾塞那肽等胰高血糖素样肽 -1（glucagon-like peptide-1，GLP-1）受体激动剂，测 HbA_{1c} 6.5%，继续予格列齐特缓释片（90 mg，每天 1 次）＋阿卡波糖（50 mg、每天 3 次）治疗。电话随访患者 1 周（2016 年 12 月 20 日至 2016 年 12 月 27 日），自测体温在 36.2 ～ 36.9 ℃。

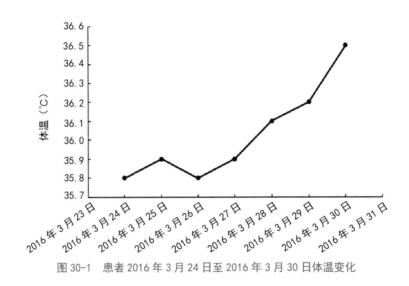

图 30-1　患者 2016 年 3 月 24 日至 2016 年 3 月 30 日体温变化

病例分析

　　糖尿病是一组由多病因引起的以慢性高血糖为特征的代谢性疾病，是胰岛素分泌和（或）作用缺陷所引起的疾病。糖尿病的分型是依据对糖尿病的临床表现、病理生理及病因的认识而建立的综合分型，随着对糖尿病本质认识的进步和深化而逐渐丰富，目前国际上通用世界卫生组织糖尿病专家委员会提出的分型标准（1999 年）。①1 型糖尿病：胰岛 β 细胞破坏，常导致胰岛素绝对缺乏。②2 型糖尿病：从以胰岛素抵抗为主伴胰岛素进行性分泌不足到以胰岛素进行性分泌不足为主伴胰岛素抵抗。③其他特殊类型糖尿病：如胰岛 β 细胞功能的基因缺陷、胰岛素作用的基因缺陷、胰腺外分泌疾病、药物或化学品所致的糖尿病、感染、不常见的免疫介导性糖尿病及其他与糖尿病相关的遗传综合征。④妊娠糖尿病：指妊娠期间发生的不同程度的糖代谢异常，不包括孕前已诊断或已患糖尿病的患者。糖尿病是有遗传和环境因素的复合病因引起的临床综合征，但目前其病因和发病机制仍未完全阐明。

笔记

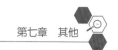

1. 临床表现

糖尿病是一慢性进行性疾病，1型糖尿病起病较急，2型糖尿病一般起病徐缓，后者早期多为轻症或常无症状，但重症及有并发症者则症状明显且较典型，如多尿、烦渴、多饮、善饥多食、疲乏、体重减轻、皮肤瘙痒、四肢麻木、性欲减退、月经失调、便秘、视力障碍等，久病者常可因发现失水、营养障碍、继发感染，以及心血管、神经、肾、眼部、肌肉、关节等并发症而出现各种体征。

2. 诊断及鉴别诊断

目前国际通用的诊断标准和分类是1999年世界卫生组织标准（表30-1）。

表 30-1　糖尿病的诊断标准

诊断标准	
①典型糖尿病症状（烦渴多饮、多尿、多食、不明原因的体重下降）加上随机血糖或加上	静脉血浆葡萄糖≥11.1 mmol/L
②空腹血糖或加上	静脉血浆葡萄糖≥7.0 mmol/L
③葡萄糖负荷后2 h血糖无典型糖尿病症状者，需改日复查确认	静脉血浆葡萄糖≥11.1 mmol/L

注：空腹状态指至少8 h没有进食热量；随机血糖指不考虑上次用餐时间，一天中任意时间的血糖，不能用来诊断空腹血糖异常或糖耐量异常。

鉴别诊断需除外下列几种情况：①鉴别其他原因所致的尿糖阳性；②在甲亢、胃空肠吻合术后，糖类在肠道快速吸收，可引起进食后0.5～1小时血糖过高，出现糖尿，但FPG和2 h PG正常；③严重肝病时肝糖原合成受阻，肝糖原储存减少，进食后0.5～1小时血糖过高，出现糖尿，但FPG偏低，餐后2～3小时血糖正常或低于正常。

3. 治疗

（1）糖尿病健康教育：包括糖尿病防治专业人员的培训，医务

笔记

人员的继续医学教育，患者及其家属和公众的卫生保健教育。

（2）医学营养治疗：对医学营养治疗的依从性好坏是决定患者能否达到理想代谢控制的关键影响因素。

（3）运动治疗：运动治疗在糖尿病的管理中占重要地位，在医师指导下开展有规律的合适运动，循序渐进，并长期坚持。

（4）药物治疗：①磺酰脲类属于胰岛素促泌剂，主要药理作用是通过刺激胰岛 β 细胞分泌胰岛素，增加体内的胰岛素水平而降低血糖。目前在我国上市的磺酰脲类药物主要为格列本脲、格列美脲、格列齐特、格列吡嗪和格列喹酮。②双胍类主要药理作用是通过减少肝脏葡萄糖的输出和改善外周胰岛素抵抗而降低血糖。目前临床上使用的双胍类药物主要是盐酸二甲双胍。③格列奈类药物为非磺酰脲类胰岛素促泌剂，我国上市的有瑞格列奈、那格列奈和米格列奈。此类药物主要通过刺激胰岛素的早时相分泌而降低餐后血糖。④噻唑烷二酮类（thiazolidinediones，TZDs）主要通过增加靶细胞对胰岛素作用的敏感性而降低血糖。目前在我国上市的 TZDs 主要有罗格列酮和吡格列酮。⑤α- 糖苷酶抑制剂通过抑制糖类在小肠上部的吸收而降低餐后血糖。适用于以糖类为主要食物成分和餐后血糖升高的患者。国内上市的 α- 糖苷酶抑制剂有阿卡波糖、伏格列波糖和米格列醇。⑥二肽基肽酶 4（dipeptidyl peptidase 4，DPP-4）抑制剂通过抑制 DPP-4 而减少 GLP-1 在体内的失活，使内源性 GLP-1 的水平升高。GLP-1 以葡萄糖浓度依赖的方式增强胰岛素分泌，抑制胰高血糖素分泌。目前在国内上市的 DPP-4 抑制剂为西格列汀、沙格列汀、维格列汀、利格列汀和阿格列汀。⑦钠 – 葡萄糖协同转运蛋白 2（sodium-glucose cotransporter 2，SGLT2）抑制剂通过抑制肾脏肾小管中负责从尿液中重吸收葡萄糖的 SGLT2 降低肾糖阈、促进尿葡萄糖排泄，从而达到降低血糖水平的作用。目前在我国批准临床使用的 SGLT2 抑制剂为达格列净、恩格列净和卡格列净。⑧GLP-1 受体激动剂通过激动 GLP-1 受体而发挥降低血糖的作用。GLP-1 受体激动剂以葡萄糖浓度依赖的方式增强胰岛素分泌、抑制胰高血糖素分泌，并能延缓胃排空，通过中枢性的食欲抑制来减少进食量。目前国内上市的 GLP-1 受体激动剂为艾塞那肽、利拉鲁肽、利司那肽和贝那鲁肽，均需皮下注射。⑨胰岛素治疗是控制高血糖的重要手段。1 型糖尿病患者需依赖胰岛素维持生命，也必须使用胰岛素控制高血糖，并降低糖尿病并发症的发生风险。2 型糖尿病患者虽不需要胰岛素来维持生命，但当口服降糖药效果不佳或存在口服药使用禁忌时，仍需使用胰岛素来控制高血糖，并降低糖尿病并发症的发生危险。⑩代谢手术治疗。2016 年，国际糖尿病组织发布联合声明，代谢手术首次被纳入 2 型糖尿病的临床治疗路径。

引起体温降低的因素众多，例如躯体过度暴露于低温环境中、酒精摄入、药物摄入和一些慢性疾病等。正常人腋温为 36～37 ℃。体温低于正常时可能对机体重要器官的功能产生严重危害。本例中，患者开始应用艾塞那肽时未诉畏寒，既往亦无体温降低病史，而在应用此药 10 天后出现体温降低，停用此药后体温重新恢复正常。有研究指出 GLP-1 受体激动剂的相关不良反应主要出现在用药的早期阶段，本例患者治疗过程中已基本排除其他可能引起体温降低的潜在因素，如中枢神经系统、甲状腺功能及心功能等异常。结合病史，推测该患者体温降低与使用艾塞那肽有关。

GLP-1 能通过促进胰岛 β 细胞的增生，增加 β 细胞分泌胰岛素，减少 α 细胞分泌胰高血糖素，显著降低 2 型糖尿病患者糖化血红蛋白水平。艾塞那肽作为首个获准上市的 GLP-1 受体激动剂，还可抑制食欲，延缓胃排空，从而进一步减轻体重。2 型糖尿病患者长期接受艾塞那肽治疗获益颇多，但由于临床应用时间短，其不良反应尚有待临床积累。恶心、腹泻、便秘、消化不良等胃肠道不适是艾塞那肽的常见不良反应，但艾塞那肽引起体温降低的病例目前少有报道。目前，关于艾塞那肽导致体温降低的研究也极少。有动物研究表明，GLP-1受体激动剂和白细胞介素均可影响体温调节，该研究发现给大鼠单用艾塞那肽或联合使用艾塞那肽和白细胞介素均可引起体温降低，而单用白细胞介素的大鼠没有出现体温降低。其具体作用机制有待进一步研究。

专家点评

本例患者开始应用艾塞那肽时未诉畏寒，既往亦无体温降低病史，而在应用此药10天后体温降低，停用此药后体温重新恢复正常。结合病史，推测该患者体温降低与使用艾塞那肽有关。既往的研究发现，艾塞那肽的不良反应如恶心、呕吐、腹泻等常于用药后的3～4周缓解。因此，推测艾塞那肽引起的体温降低也可能于用药后1个月左右消失，仍需进一步观察。本例患者无法耐受体温降低而停用了艾塞那肽，故无法继续监测该药对机体的影响。我们认为体温降低可能是艾塞那肽罕见的药物不良反应之一，临床应用中应提高警惕，其发生机制需要更多的研究进行探讨。

参考文献

1. DIAMANT M，VAN GAAL L，GUERCI B，et al. Exenatide once weekly versus insulin glargine for type 2 diabetes（DURATION-3）：3-year results of an open-label randomised trial. Lancet Diabetes Endocrinol，2014，2（6）：464-473.

2. DRUCKER D J. Enhancing incretin action for the treatment of type 2 diabetes. Diabetes Care，2003，26（10）：2929-2940.

3. WANG T，GOU Z，WANG F，et al. Comparison of GLP-1 analogues versus sitagliptin in the management of type 2 diabetes：systematic review and meta-analysis of head-to-head studies. PLoS One，2014，9（8）：e103798.

（沈云峰）

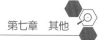

病例 31   Gitelman 综合征伴甲状旁腺功能减退症 1 例

病历摘要

患者，女，38 岁。

[主诉]　反复乏力，发作性抽搐 10 余年，加重 2 月余。

[现病史]　患者于 10 余年前感反复乏力，每遇劳累后出现手足抽搐，发作时无意识不清，数分钟后能自行缓解，未引起重视及治疗。2008 年 5 月初开始出现发作频繁，程度加重，持续时间从数分钟至 1 天不等，并出现面部抽搐，伴乏力、四肢末端麻木，无意识障碍，曾多次在门诊查血钙 1.77 ～ 2.37 mmol/L、血钾 2.3 ～ 2.7 mmol/L、肌电图正常。自服用钙剂后抽搐好转，但仍会反复出现四肢末端麻木，为明确诊断入院。

[既往史]　否认高血压史。

[个人史]　否认服利尿剂及泻药史。

[婚育史]　已生育有 2 女 1 子，子女均健康。

[家族史]　家族中无类似疾病史。

[入院查体]　体温 37 ℃，脉搏 72 次/分，呼吸 20 次/分，血压 110/65 mmHg，身高 1.55 m，体重 45 kg，BMI 18.73 kg/m²。神志清，自主体位。甲状腺无肿大。心、肺、腹无异常，肾区无叩痛，移动性浊音（－）。双下肢不肿，四肢各关节无红肿，关节活动无障碍，四肢肌力、肌张力正常。生理反射存在，病理征未引出。

[实验室检查] 血、粪便常规正常。尿常规比重1.015，酸碱度7.00（5.00～7.00），蛋白质（－），葡萄糖（－），潜血试验（－）。肝肾功能：谷丙转氨酶15 U/L，谷草转氨酶24 U/L，碱性磷酸酶47 IU/L，总胆红素17.7 μmol/L，直接胆红素2.1 μmol/L，尿素氮4.1 mmol/L，肌酐60.0 μmol/L，尿酸261 μmol/L。血脂：三酰甘油2.16 mmol/L，胆固醇5.26 mmol/L，高密度脂蛋白1.38 mmol/L，低密度脂蛋白3.44 mmol/L。血气分析：酸碱度7.58，氧分压12.33 kPa，二氧化碳分压6.16 kPa，总血红蛋白141.3 g/L，氧饱和度97.4%，氢离子浓度36.1 nmol/L，标准碳酸氢根29.1 mmol/L，标准剩余碱5.8 mmol/L，细胞外液碱剩余6.8 mmol/L，缓冲碱53.5 mmol/L。血浆二氧化碳总量32.3 mmol/L，氧总量8.5 mmol/L，肺泡动脉氧分压差0.44 kPa（正常值1.07～3.33 kPa）。

24小时尿电解质：尿钠108.3 mmol/24 h，尿钾64.20 mmol/24 h，尿氯132.0 mmol/24 h，尿磷12.00 mmol/24 h（正常值16.15～42 mmol/24 h），尿钙1.56 mmol/24 h（正常值2.5～7.5 mmol/24 h）。24小时尿量3.00 L。

甲状旁腺激素2次检测结果为6.10 pg/mL、5.60 pg/mL。醛固酮（基础）327.10 pg/mL，醛固酮（激发）466.30 pg/mL。血浆肾素活性（基础）7.17 ng/（mL·h）[正常值0.10～5.50 ng/（mL·h）]，血浆肾素活性（激发）7.47 ng/（mL·h）[正常值0.73～17.40 ng/（mL·h）]。血管紧张素Ⅱ（基础）134.00 pg/mL（正常值18.00～103.00 pg/mL），血管紧张素Ⅱ（激发）242.00 pg/mL（正常值26.00～208.00 pg/mL）。

[影像学检查] B超：肝、胆囊、胰、脾、肾、膀胱、甲状腺、甲状旁腺区未见明显异常，双侧输尿管未见明显扩张。双肾GFR：正常。

笔记

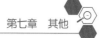
[其他检查] 心电图：ST 段改变。

[诊断] Gitelman 综合征伴甲状旁腺功能减退症。

[治疗经过] 经过碳酸钙联合门冬氨酸钾镁、氯化钾缓释片治疗后，复查血钾、血钙及血镁水平完全恢复正常，临床症状消失。

病例分析

患者为 38 岁女性，因"低钙、低钾、低镁原因待查"入院。多次门诊查得血钙 1.77 ～ 2.37 mmol/L，入院后查得血钙 1.75 ～ 1.99 mmol/L，血磷 1.70 ～ 1.81 mmol/L，甲状旁腺激素测定为 6.10 pg/mL 及 5.60 pg/mL，故"原发性甲状旁腺功能减退"诊断明确。患者血压正常，低血钾，代谢性碱中毒，血镁、尿钙降低，血醛固酮升高，肾素活性、血管紧张素 II 升高，考虑低钾、低镁为 Gitelman 综合征所致。Gitelman 综合征患者一般无症状，或仅表现为乏力、四肢及全身麻木和神经肌肉相关的症状，如肌肉痉挛、手足抽搐以及由于软骨钙沉着病导致的多个关节的关节炎发作（假性痛风）。精神因环境因素可改变临床症状的严重程度。血、尿电解质检查示低尿钙排泄，血清总钙和离子钙浓度基本正常。而本例患者临床上伴有严重低钾血症、低钙血症、甲状旁腺激素水平下降，表现为反复双手抽搐、周期性瘫痪发作。经文献检索，国外文献报道合并低钙血症患者仅 2 例，合并周期性瘫痪者仅 7 例，但同时合并严重低钙血症、反复双手抽搐、周期性瘫痪的 Gitelman 综合征文献报道仅 1 例。该女性患者同时合并甲状旁腺功能减退，临床罕见，机制不明，国内外未见报道。

1. 诊断和鉴别诊断

该患者临床上表现为代谢性碱中毒，且血压正常，因此其鉴别诊断应包括严重呕吐、厌食症、服用利尿剂以及 Bartter 综合征等。本病应与 Bartter 综合征重点鉴别，其起因于髓袢升支粗段离子转运体编码蛋白突变，目前根据基因型分为 3 型：①肾小管 $Na^+/K^+/2Cl^-$ 同向转运体异常，导致 Bartter 综合征Ⅰ型；②肾小管 K^+ 通道（ROMK，一个典型的 ATP 敏感的 K^+ 通道）异常，导致 Bartter 综合征Ⅱ型；③肾小管 Cl^- 通道（CLCNKB）异常导致 Bartter 综合征Ⅲ型。一般来讲，Bartter 综合征多发生于胚胎期、婴儿期或儿童早期，比 Gitelman 综合征发病早、病情重，可出现羊水增多、生长迟缓、尿钙增高，严重时可导致肾钙质沉着症、多饮、多尿、肾浓缩功能严重障碍，部分患儿病情重，未成年即死亡。而 Gitelman 综合征则起病于儿童晚期或成人期，症状轻，可出现肢体无力、肌肉抽搐、尿钙偏低、血镁下降，多饮、多尿不明显，多于检查时发现血钾低、肾浓缩功能正常或轻度受损，可因关节软骨钙质沉着症造成关节疼痛。二者可通过呋塞米负荷试验和噻嗪类利尿剂负荷试验鉴别。Bartter 综合征时，肾小管对呋塞米抵抗，而用噻嗪类利尿剂后可使低钾血症加重；Gitelman 综合征时，患者对呋塞米有反应，而对噻嗪类利尿剂无反应。

2. 治疗

Gitelman 综合征治疗需终身使用富含钾、镁的食物。终身补镁，肌注硫酸镁有导致突发性血镁降低的可能，其机制不清。需间断补钾，使用保钾利尿剂、血管紧张素转换酶抑制剂或受体阻滞剂。大多数学者推荐采用环氧化酶抑制剂如吲哚美辛，并认为疗效与剂量有关；但也有学者认为 Gitelman 综合征患者前列腺素 E_2（prostaglandin E_2,

PGE_2）水平正常，故非甾体抗炎药对其无效，临床治疗上以补镁和补钾为主，并应长期追踪观察。

专家点评

Gitelman 综合征可伴有严重周期性麻痹、低钙血症、甲状旁腺功能减退症；Gitelman 综合征在发病机制、临床表现及预后等方面与 Bartter 综合征有相似但也有不同，应重视两者的鉴别。

参考文献

1. PANTANETTI P，ARNALDI G，BALERCIA G，et al. Severe hypomagnesaemia-induced hypocalcaemia in a patient with Gitelman's syndrome. Clin Endocrinol，2002，56（3）：413-418.

2. OKTENLI C. Renal magnesium wasting，hypomagnesemic hypocalcemia，hypocalciuria and osteopenia in a patient with glycogenosis type Ⅱ . Am J Nephrol，2000，20（5）：412-417.

3. ZARRAGA LARRONDO S，VALLO A，GAINZA J，et al. Familial hypokalemia-hypomagnesemia or Gitelman's syndrome: a further case. Nephron，1992，62（3）：340-344.

4. CHEN Y C，YANG W C，YANG A H，et al. Primary Sjögren's syndrome associated with Gitelman's syndrome presenting with muscular paralysis. Am J Kidney Dis，2003，42（3）：586-590.

5. CHENG N L，KAO M C，HSU Y D，et al. Novel thiazide-sensitive Na-Cl cotransporter mutation in a Chinese patient with Gitelman's syndrome presenting as hypokalaemia paralysis. Nephrol Dial Transplant，2003，18（5）：1005-1008.

6. SAIKI S，YOSHIOKA A，SAIKI M，et al. A case of Gitelman's syndrome presenting with the hypokalemic periodic paralysis. Rinsho Shinkeigaku，2002，42（4）：317-319.

7. CRUZ D N，SHAER A J，BIA M J，et al. Gitelman's syndrome revisited：an

evaluation of symptoms and health-related quality of life. Kidney Int, 2001, 59(2): 710-717.

8. 冉兴无，王椿，代芳，等.表现为严重低钙血症、周期性麻痹的 Gitelman 氏综合征 . 四川大学学报（医学版），2005，36（4）：583-587.

9. SIMON D B, LIFTON R P. Mutations in Na（K）Cl transporters in Gitelman's and Bartter's syndromes. Curr Opin Cell Biol, 1998, 10（4）: 450-454.

10. 戚东桂，胡蜀红，张惠兰，等.Gitelman 综合征 1 例报告 . 内科急危重症杂志，2007，13（1）：53-54.

11. LÜTHY C, BETTINELLI A, ISELIN S, et al. Normal prostaglandinuria E2 in Gitelman's syndrome, the hypocalciuric variant of Bartter's syndrome. Am J Kidney Dis, 1995, 25（6）: 824-828.

12. KURTZ I. Molecular pathogenesis of Bartter's and Gitelman's syndromes. Kidney Int, 1998, 54（4）: 1396-1410.

（熊燕）

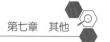

病例 32　Schmidt 综合征 1 例

病历摘要

患者，女，42 岁。

[主诉]　产后乏力 20 年余，加重伴发热、纳差 1 个月。

[现病史]　患者于 21 岁生产完第二胎后开始出现乏力，一直未予重视。6 年前出现皮肤色素渐进性加深，最先两鬓色素加深，后渐波及全身。2005 年 9 月色素较前明显加深，尤以暴露部位为甚。此次于 1 个月前发热、腹痛后感乏力加重，伴纳差、全身酸痛、体重渐进性下降。在当地诊所予相关治疗（具体用药不详）后，热退，行胃镜检查示慢性浅表性胃炎，予奥美拉唑治疗后腹痛缓解，但仍感乏力、纳差，1 个月以来体重下降 5 kg，遂入我院。病程中，患者无口干、多饮、多尿、心慌、怕热、脾气改变，大小便正常，失眠。

[既往史]　无特殊。

[月经、婚育史]　1996 年因闭经查催乳素升高，予相关治疗后月经来潮，但以后月经仍不规则，周期 1～3 个月，每次量偏少，无痛经。

[家族史]　无家族遗传病史。

[入院查体]　体温 36.0 ℃，脉搏 106 次 / 分，呼吸 19 次 / 分，血压 85/60 mmHg。慢性病容，全身皮肤尤以颜面、双手皮肤色素深，头发及眉毛稀疏，腋毛及阴毛缺如，口唇、牙龈及舌黏膜可见黑色素沉着；甲状腺未触及肿大；两肺呼吸音清晰，未闻及干湿性啰音；心率 106 次 / 分，心律齐，各瓣膜听诊区未闻及杂音；腹平软，上腹

部剑突下轻压痛，无反跳痛，肝、脾未触及肿大，腹部叩诊呈鼓音，移动性浊音阴性，肠鸣音 4 次 / 分；神经系统体检未见异常。

[实验室检查]　TT$_3$ 3.15 ng/mL，TT$_4$ 14.9 μg/dL，TSH 0.03 mIU/L，FSH 45.93 mU/mL，LH 88.07 mIU/mL，E$_2$ 1.64 pg/mL，PRL 34.9 ng/mL，8：00 COR 3.22 μg/dL，16：00 COR 0.31 μg/dL，甲状腺球蛋白抗体 51%，甲状腺微粒体抗体 68%，血脂检查示胆固醇下降 2.82 mmol/L，余项正常。血常规示红细胞 3.34×10^{12}/L，血红蛋白 99 g/L，余项正常。肝肾功能、电解质正常。胰岛细胞抗体、谷氨酸脱羧酶抗体阴性。口服糖耐量试验、糖化血红蛋白正常。2 次尿比重检查分别为 1.005、1.010。

[影像学检查]　甲状腺彩超示甲状腺两侧叶对称性肿大，考虑桥本病。甲状腺吸碘率低于正常。肝、胆、胰、脾、双肾、双肾上腺 B 超未见明显异常。胸部 X 线片、头颅 MRI 均正常。

[其他检查]　心电图正常。

[诊断]　自身免疫性多内分泌腺病综合征（autoimmune polyendocrine syndrome，APS）。

[治疗经过]　入院后给予氢化可的松静脉滴注 2 天后，先予泼尼松替代治疗，以及普萘洛尔、补液对症支持治疗。患者乏力、纳差症状明显改善。

病例分析

APS 是患者同时或先后发生两种以上的自身免疫性内分泌腺或非内分泌腺疾病，其中多数为器官（或细胞）功能减退，个别自身免疫性疾病为功能亢进。根据 APS 各方面的特征，将其分为两型：

APS-Ⅰ型和APS-Ⅱ型。两型之间存在一些差别,以下将主要介绍APS-Ⅱ型。Schmidt综合征为APS-Ⅱ型中的一种组合类型。1926年Schmidt首先报道肾上腺皮质和甲状腺功能减退发生于同一个患者身上,此后除此两种自身免疫性内分泌疾病外,还可发生许多自身免疫性内分泌腺和非内分泌腺疾病。

APS-Ⅱ型多于成年发病,高峰年龄为30岁,女性多见。主要由Addison病与自身免疫性甲状腺病(autoimmune thyroid disease,ATD)组成。后者包括慢性淋巴细胞性甲状腺炎、原发性甲状腺功能减退症及Graves病,其中以慢性淋巴细胞性甲状腺炎最为多见。此型患者中可合并1型糖尿病及性腺功能减退,但不出现特发性甲状旁腺功能减退,偶伴随恶性贫血、斑秃、白癜风、重症肌无力及单纯性红细胞发育不全等非内分泌自身免疫性疾病。本例患者开始以乏力起病,继而出现皮肤黏膜色素沉着、纳差等肾上腺皮质功能减退的表现,因未行肾上腺皮质功能检查而使Addison病漏诊,入院后查8:00皮质醇水平明显低下;根据患者甲状腺彩超、甲状腺功能、甲状腺过氧化物酶抗体和甲状腺微粒体抗体滴度明显升高,诊断为桥本甲状腺炎;同时患者还存在闭经、雌激素水平极低及FSH、LH升高,说明存在原发性性腺功能减退,故可诊断为Schmidt综合征。

在诊断Addison病时,注意对其他内分泌激素的检查,如果同时有以上疾病时需注意为APS。诊断明确时先给予糖皮质激素替代治疗,后再给予甲状腺激素替代治疗。

📋 专家点评

对此患者的诊治,提示我们在临床上诊断APS时应注意以下几点。

（1）APS 或各内分泌腺功能障碍是不完全性或部分性的，甚至是潜在性的，往往以一种疾病首发逐渐伴发其他疾病，本例患者即以 Addison 病首发，伴发桥本甲状腺炎、原发性性腺功能减退。

（2）一个腺体功能亢进的症状可能由于另一腺体功能减退的存在而被掩盖、忽略。本例患者甲状腺功能检查示甲状腺功能亢进，但临床上无高代谢综合征，这是因为先存在的 Addison 病病程长、症状重，掩盖了高代谢综合征。该患者 2 次尿比重均低，分别为 1.005、1.010，但临床上无口干、多饮、多尿等症状，头颅 MRI 正常，可能为 Addison 病致糖皮质激素分泌不足而掩盖上述症状。由此说明 APS 中各腺体相互影响，相互制约。

（3）对临床上同时存在 Addison 病、性腺功能减退的患者，此时诊断 APS 应与垂体前叶功能减退症相鉴别，垂体前叶促激素水平检测是两者鉴别的关键，垂体前叶功能减退症者垂体前叶促激素水平低于正常值的下限，而 APS 垂体前叶相应促激素水平增高。

（4）APS 累及多个腺体，可先后发病，间隔时间较长，且常伴发其他非内分泌腺的自身免疫病，临床表现较为复杂，需详细检查、密切随访以提高诊断率。

参考文献

1. 廖二元，超楚生.内分泌学.北京：人民卫生出版社，2001：1341-1348.

（熊燕）

病例 33　克氏综合征 1 例

病历摘要

患者，男，55 岁。

[主诉]　发现高血糖 10 余年，于 2016 年 2 月入住我科治疗。

[现病史]　患者约 10 余年前于当地医院体检发现血糖高，诊断为 2 型糖尿病，予以口服降糖药物治疗（具体药物不详）。患者曾于 2013 年 5 月 8 日因心慌、出汗在我院住院治疗。诊断为 2 型糖尿病伴多个并发症，予以胰岛素等药物治疗。出院后患者一直降血糖治疗，平日血糖控制尚好，此次于入院 12 天前饮酒后突发视物模糊、耳鸣、口周麻木、言语不清楚 10 分钟，在外院行头颅 CT 检查示脑缺血，门诊拟 "2 型糖尿病" 收入住院。起病以来患者无四肢麻木，饮食控制一般，睡眠一般，大小便正常。

[既往史]　患者既往有慢性胃炎。血压偏高 1 年，未服用药物。

[个人史]　出生原籍，无疫区、疫水接触史，嗜烟酒 30 年，烟每天 1 包，近来稍减少；白酒每天 7 ~ 8 两。

[婚育史]　已婚离异，领养有 1 女。

[家族史]　母亲患糖尿病。

[入院查体]　体温 36.2 ℃，脉搏 80 次 / 分，呼吸 20 次 / 分，血压 142/90 mmHg，身高 172 cm，上半身长 84 cm，下半身长 88 cm，腰围 95 cm，臀围 88 cm，体重 80 kg。营养良好，体型肥胖，说话声音类似女性，皮肤细腻，阴毛、腋毛稀少，无胡须，甲状腺未触及肿大，无喉结，心肺无异常，腹部膨隆、质软，无压痛及反跳痛，

外阴生殖器未查。

[实验室检查]　糖化血红蛋白 9.2%；空腹血糖 10.93 mmol/L，120 分钟血糖 15.43 mmol/L，餐后 2 小时血清 C 肽 3.57 ng/mL，肝肾功能正常，血脂提示总胆固醇 5.22 mmol/L，三酰甘油 2.13 mmol/L，高密度脂蛋白 0.91 mmol/L，低密度脂蛋白 3.10 mmol/L，甲状腺功能正常，肿瘤四项正常，卵泡刺激素 29.03 mIU/mL，黄体生成素 17.80 mIU/mL，雌二醇 55.66 pg/mL，孕酮 0.27 ng/mL，催乳素 8.52 ng/mL，睾酮 55 ng/dL，血浆皮质醇节律正常，ACTH 升高。颅脑 MRI 提示脑内散在慢性小缺血灶；左侧椎动脉发育性纤细；轻度副鼻窦炎；垂体无异常。

[影像学及其他检查]　入院后根据患者检查及化验情况，考虑其睾酮明显降低，结合查体体毛稀少、皮肤细腻，经再次追问患者病史，患者父母为近亲结婚，患者虽曾结婚但一直未育，有一女儿实为领养，不能排除克氏综合征，故予睾丸及附睾彩超检查及外周血染色体检查，彩超结果提示左睾丸大小：长径 14 mm，宽径 12 mm，厚径 6 mm；右睾丸大小：长径 13 mm，宽径 12 mm，厚径 6 mm；双侧睾丸体积偏小，轮廓规则整齐，内部回声细小均匀，未见明显异常声像。双侧附睾切面形态大小正常，轮廓规则整齐，内部回声细小均匀，未见明显异常声像。彩色多普勒超声未探及异常血流信号。诊断提示双侧睾丸体积偏小，请结合临床；双侧附睾未见明显异常。1 周后染色体结果回报为 47，XXY（36）/46，XY（14），如图 33-1 所示。

分裂相与核型图

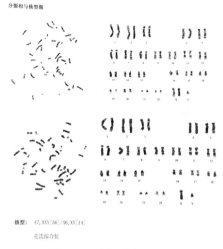

核型： 47, XXY[36]/46, XY[14]

克氏综合征

图 33-1 染色体结果回报

[诊断] 克氏综合征。

[治疗经过] 降血糖：格列美脲、二甲双胍及维格列汀口服。调脂治疗：他汀类调脂药口服。补充雄激素：十一酸睾酮口服。

病例分析

克氏综合征又称先天性睾丸发育不全或原发性小睾丸症，由Klinefelter 等于 1942 年首先报道。1956 年 Brandbury 等在患者的细胞内发现 X 染色质阳性（正常男性 X 染色质阴性），1959 年 Jacob 和 Strong 证实患者的核型为 47，XXY。克氏综合征是男性最为常见的染色体异常，在男性新生儿中占 0.1% ～ 0.2%，占无精子症男性的 10%，占严重少精子症的 5%。克氏综合征主要表现为 X 染色体的多体型，最为常见的核型为 47，XXY，约占克氏综合征的 80%。嵌和型占 15%，包括 46，XY/47，XXY；45，X/46，XY/47，XXY；46，XX/47，XXY 等。其余还可见 48，XXXY；48，XXYY；49，XXXXY 等。

笔记

典型的克氏综合征的表现为身材高大，体征女性化，胡须及阴毛稀少，小而硬的睾丸，小阴茎，睾酮低，不育，轻到中度智力障碍。但克氏综合征患者可以有多种多样的表型和不同的职业、收入和社会经济地位。通常这类患者智力障碍很少见，可主要表现为语言能力低下而被误诊为认知功能障碍，成年男性常因不育而就诊。青春期男性主要表现为生殖器及其他青春期性征发育障碍，有部分患者可因乳房发育而就诊。且这类患者患乳腺癌、睾丸肿瘤及自身免疫性疾病的风险明显增高，同时因睾酮水平明显低下，骨质疏松风险亦明显增加。该类患者代谢性疾病发生率较高，如胰岛素抵抗、空腹胰岛素水平升高、血糖升高、低密度脂蛋白升高、高密度脂蛋白下降等，本例患者就因多次血糖升高住院，此次才被诊断为克氏综合征。

其发病与妊娠时父母年龄、近亲结婚有关。该疾病在人群中的诊断率低，约 10% 的患者出生前通过羊水穿刺确诊，约 26% 的患者在儿童期、青春期或成人期确诊，而余下的患者被漏诊。

对于青春期克氏综合征患者，主要给予雄激素替代治疗以促进第二性征发育，对于成年男性患者主要解决生育问题。克氏综合征患者可以通过显微外科及辅助生殖技术而获得后代，早在 1998 年已有克氏综合征患者通过辅助生殖技术生出健康后代的报道，这改变了关于克氏综合征患者不能生育的观念。对于不要求解决生育问题的成年患者，如本例患者，则主要给予雄激素替代治疗、检测骨密度、防止骨质疏松、防止深静脉血栓、维持健康等。

专家点评

在临床工作中该类患者往往会因为隐私和心理问题而隐瞒某些病史和症状，如未育及性功能低下，临床医生在诊治患者的过程中，不应被患者的疾病表象所迷惑，很多时候患者的某一表象是另一种疾病的表现而已，该患者就曾多次因血糖高而诊治，只仅仅被关注、治疗了糖尿病。当然，该患者不是典型的身材高大，而且没有雌激素升高导致的乳房发育表现，也是其被误诊多年的原因，如果接诊医师认真、详细地询问病史和仔细对患者查体，往往会带来一些线索（比如该患者皮肤细腻、声音似女性，且无胡须、无喉结），再结合化验检查（性腺激素、睾丸彩超及外周血染色体）往往能够及时诊断。总之，临床医生要认真细致才能发现一些蛛丝马迹而不造成误诊或漏诊！

参考文献

1. BIRD R J，HURREN B J. Anatomical and clinical aspects of Klinefelter's syndrome. Clin Anat，2016，29（5）：606-619.

2. PALERMO G D，SCHLEGEL P N，SILLS E S，et al. Births after intracytoplasmic injection of sperm obtained by testicular extraction from men with nonmosaic Klinefelter's syndrome. N Engl J Med，1998，338（9）：588-590.

（雷水红）

病例34 系统性淀粉样病变误诊为甲状腺功能减退性心脏病1例

病历摘要

患者，男，51岁。

[主诉] 水肿半年余，加重伴胸闷、气促3个月。

[现病史] 2017年10月始无明显诱因晨起出现颜面部水肿，至当地医院就诊后诊断为慢性肾小球肾炎，未予药物治疗，期间多次复查尿蛋白（++），未予重视。3个月前双下肢水肿进行性加重，伴活动后胸闷、气促，无胸痛，无腹痛、恶心，无头痛、头晕等不适，外院肾内科门诊就诊查尿蛋白（+++），彩超示右肾结石、左肾囊肿，肌酐100.9 μmol/L，TSH 11.02 μIU/mL，予黄葵胶囊和百令胶囊护肾、左甲状腺素钠片50 μg、每日1次口服治疗。期间患者诉颜面部及双下肢水肿较前缓解。1个月前上述症状再次加重，至上海市某医院就诊，查TSH 5.83 μIU/mL，甲状腺彩超提示双侧甲状腺弥漫性病变、双侧甲状腺结节样病灶，拟TI-RAD 3类；肌酐112 μmol/L，蛋白尿（++），予左甲状腺素钠片早50 μg，晚12.5 μg，托拉塞米20 mg口服利尿，并建议住院行肾脏穿刺检查，但需等待至9月份才能住院。患者及家属改回当地高安市某医院住院，胸部CT：①右下肺感染；②心影增大，心包积液；③右侧胸腔积液；④腹水。肌酐138.2 μmol/L，尿酸527.9 μmol/L，予利尿、改善循环等对症治疗，但仍诊断不清，遂转入我科住院治疗。

[既往史] 1993年患出血热，无高血压、冠心病、慢性支气管

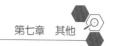

炎等病史，对青霉素过敏，无手术及外伤史。

［个人史］　饮酒 20 余年，平均每天 1 ～ 2 两，已戒酒 1 年。

［家族史］　无特殊。

［入院查体］　体温 36.3 ℃，脉搏 68 次 / 分，呼吸 18 次 / 分，血压 84/56 mmHg。发育正常，神志清楚，营养中等，贫血貌，颜面水肿，巩膜无黄染，颈静脉怒张，双肺呼吸音减弱，可闻及少许湿性啰音，心界两侧扩大，心率 68 次 / 分，心律齐，心音遥远，腹部膨隆，肝、脾未触及肿大，双肾无叩击痛，肝颈静脉回流征阳性，移动性浊音阳性，肠鸣音 4 次 / 分，双下肢重度凹陷性水肿。

［实验室检查］　血常规：白细胞计数 5.86×10^9/L；红细胞计数 3.04×10^{12}/L，血红蛋白 97 g/L，血小板计数 90×10^9/L。肝功能：总蛋白 51.8 g/L，白蛋白 34.48 g/L，总胆红素 18.29 μmol/L，直接胆红素 5.68 μmol/L。肾功能：肌酐 133.38 μmol/L，尿酸 525.63 μmmol/L。尿常规：尿蛋白弱阳性；尿微量白蛋白 362.51 mg/L，尿微量白蛋白 / 肌酐比值 198 mg/g。电解质、肌酶谱、血脂正常。脑钠肽：865.17 pg/mL，凝血四项大致正常，国际标准化比值 1.26，D- 二聚体正常（1.0 μg/mL）。乙肝六项、输血四项、肿瘤四项、叶酸、维生素 B_{12} 正常。甲状腺功能：FT_3 1.66 pg/mL，FT_4 1.07 ng/dL，TSH 4.93 mIU/L。甲状腺激素抗体正常，性腺激素六项正常，皮质醇节律正常，ACTH 正常。骨代谢：25- 羟基维生素 D 28.41 ng/mL，甲状旁腺激素正常。HbA_{1c} 6.3%，空腹血糖 4.88 mmol/L，餐后 1 小时血糖 8.95 mmol/L，餐后 2 小时血糖 9.40 mmol/L。抗核抗体谱（ANA、ANA 谱 3、ANCA）、风湿四项均正常，红细胞沉降率正常（13 mm/h）。腹水检查提示漏出液。骨髓涂片：大致正常。

［影像学检查］　胸腹部 CT：腹盆腔积液，脾大，左肾囊肿，

右肾小结石。心包及双侧胸腔积液，右肺下叶轻度膨胀不全。胸腹腔、心包、胸水彩超：双侧胸腔少量积液。腹水彩超：腹腔内少中量积液。心包彩超：心包中等量积液。心脏彩超：左室射血分数59%，左右房增大，左室肥厚且舒张功能减退，三尖瓣中重度反流，二尖瓣轻度反流，心包积液（中量）。下肢血管彩超：双侧髂股腘动静脉未见异常。腹部彩超：胆囊壁毛糙，脾大，肝、胰未见异常。泌尿系彩超：未见明显异常。

[其他检查] 心电图：窦性心律，P-R间期延长，不完全性右束支阻滞，肢导联QRS波低电压。

[治疗经过] 患者多系统病变，甲状腺功能减退不能解释大量心包积液，肾病综合征诊断依据不充足，组织院内多学科讨论，意见如下。

消化内科：温习病史，患者以水肿、蛋白尿起病，合并有多浆膜腔积液，从消化系统疾病考虑伴随有腹水的疾病有肝硬化、结核性腹膜炎、自发性腹膜炎、布加综合征等。结合目前检查，乙肝六项、输血四项均正常，病毒性肝炎、肝硬化可排除。患者有长期饮酒史，但肝功能尚可，还不足以导致肝硬化，酒精性肝硬化不考虑。患者腹水生化和常规检查提示漏出液，红细胞沉降率不快，临床表现上患者无结核中毒症状，故结核性腹膜炎可排除。此外，患者查体肝脾大，合并多浆膜腔积液、腹水检查为漏出液，需高度考虑腹腔血管疾病如布加综合征，建议行肝静脉、下腔静脉MRI显像检查。

呼吸内科：患者病程半年左右，呈进行性加重，主要表现为水肿、胸闷，胸闷主要由心包积液心包填塞所致。仔细询问患者病史，病程中患者无发热、关节痛，炎症指标无异常，目前感染性疾病暂不考虑。肺部CT读片不考虑肺部感染。临床上多浆膜腔积液应从以下疾病考虑。①结核性疾病：患者无结核中毒症状，红细胞沉降率不快，腹水提示为漏出液，故不支持此类疾病；②恶性肿瘤：积液可表现为渗出液和漏出液之间，但患者从胸腹腔影像学检查无异常占位，故此类疾病暂不考虑；③结缔组织病：积液也可以表现为渗出液或漏出液，但患者无发热、皮疹、关节痛，ANA、ANCA 等检查均正常，故不支持此病；④患者心脏提示三尖瓣重度反流、左室肥厚、心包积液，是否有可能为心脏原发病所致，请心内科发表意见；⑤患者查体双下肢不对称性水肿，需排除栓塞，患者下肢静脉彩超未见异常，目前症状、体征，肺栓塞也可排除。

肾内科：温习病史，患者主要表现为蛋白尿、肾功能异常、多浆膜腔积液，但患者肾功能异常和蛋白尿不能解释多浆膜腔积液，结合患者目前各项检查，需考虑心脏疾病和血管疾病。如果进一步检查未发现上述问题，则可转我科进一步行肾穿刺检查。

心血管内科：温习病史，患者多脏器受累，包括肾脏、甲状腺、心脏。心脏彩超提示心肌肥厚、左右房明显增大，以舒张功能减退为主，伴有低血压、低电压，需考虑心肌淀粉样变病可能，可完善心脏 MRI 检查协助诊治，确诊需行心肌活检明确，三尖瓣重度反流为继发性改变。淀粉样变病有原发型和骨髓瘤相关型。原发型又称全身性淀粉样变病，表现为全身多个器官的病变，目前患者明确有病变的部位有肾脏、甲状腺、心脏，查体示该患者有皮疹，可请皮肤科会诊协助诊治，必要时完善皮肤活检。骨髓瘤相关型淀粉样变病需完善多发型骨髓瘤相关检查，该患者有红系和血小板减少，建议完善骨髓穿刺、血尿轻链以及免疫球蛋白等检查以明确。该患者目前心脏病变表现明显，可转我科进一步诊治。

给予利尿消肿、补充甲状腺激素等治疗。后患者转入北京市某医院治疗，行心内膜活检：刚果红染色阳性提示淀粉样变性。心脏MRI：双室壁增厚伴双室功能减低，考虑为心肌受累疾病。心肌免疫组化抗κ轻链阳性，血游离κ轻链显著升高。明确诊断后给予硼替佐米化疗。

［治疗转归］　患者水肿没有明显改善。

［诊断］　原发性轻链型淀粉样变。

📋 病例分析

原发性轻链型淀粉样变（primary light chain amyloidosis，pAL）是一种多系统受累的单克隆浆细胞病，其临床表现多样，发病率较低，诊断和治疗都比较困难。pAL是一种由具有反向β折叠结构的单克隆免疫球蛋白轻链沉积在器官组织内，并造成相应器官组织功能异常的系统性疾病。

1. **诊断**

（1）诊断标准：pAL的诊断要满足以下5条标准。①具有受累器官的典型临床表现和体征；②血、尿中存在单克隆免疫球蛋白；③组织活检可见无定形粉染物质沉积，且刚果红染色阳性（偏振光下可见苹果绿双折光）；④沉积物经免疫组化、免疫荧光、免疫电镜或质谱蛋白质组学证实为免疫球蛋白轻链沉积；⑤除外多发性骨髓瘤、华氏巨球蛋白血症或其他淋巴浆细胞增殖性疾病。

（2）受累器官及其典型临床表现如下。

1）肾脏：主要表现为肢体水肿和尿中泡沫增多。实验室检查可以发现单纯的中量蛋白尿或肾病综合征（非选择性蛋白尿，无血尿），晚期可出现肾功能不全。采用24小时尿蛋白定量和肾小球滤过率评价器官受累严重度。

2）心脏：主要表现为活动后气短、肢体水肿、腹水、晕厥等限制性心功能不全表现。心电图多表现为肢体导联低电压和胸前导联的 R 波递增不良，可以伴有多种心律失常。超声心动图可见全心增厚，心肌内回声不均匀（"雪花状"回声），左室射血分数多数正常或轻度下降。心脏 MRI 延迟显像可见心内膜下环形强化。血清肌钙蛋白 T/I 和 N 末端前体脑钠肽升高是较为敏感的心脏受累的血清标志。

3）肝脏：可以有轻微肝区不适或疼痛，但多数患者可无症状，往往是体检时发现异常。影像学可以发现肝大；血清胆管酶（例如碱性磷酸酶和谷氨酰转肽酶）升高。疾病晚期可以出现胆红素增高和肝功能衰竭。

4）周围神经和自主神经：对称性的四肢感觉和（或）运动性周围神经病，肌电图和神经传导速度往往提示波幅下降和神经传导速度减慢。自主神经异常多表现为体位性低血压、胃轻瘫、假性肠梗阻和阳痿等。

5）胃肠道：可以出现全胃肠道受累，以胃部和小肠受累多见。可以表现为上腹不适、消化不良、腹泻、便秘、吸收不良综合征和消化道出血等。内镜下组织活检可以确诊。

6）软组织：舌体受累可以出现巨舌、舌体活动障碍和构音异常等。皮肤黏膜可以出现皮肤紫癜和淤斑，以眼眶周围和颈部皮肤松弛部位较为常见。也可以出现指甲萎缩脱落和毛发脱落等。

7）凝血功能异常：pAL 患者常常会伴发凝血因子 X 缺乏，造成相应的出血表现。

2. 治疗

（1）治疗目标：理想的 pAL 治疗目标是获得器官缓解，但是现有的治疗都只是靶向克隆性浆细胞、降低血清单克隆免疫球蛋白水平，并最终通过人体的自我清除机制获得器官缓解。因此，现阶段的 pAL 治疗目标是获得高质量的血液学缓解，即达到非常好的部分缓解及血液学缓解。器官缓解往往发生在获得血液学缓解的 3 ～ 12 个月后。

（2）一线治疗：①外周血自体造血干细胞移植。②基于硼替佐米的治疗方案。③基于左旋苯丙氨酸氮芥的化疗方案。④基于免疫调控剂的化疗方案。

专家点评

原发性轻链型淀粉样变是临床上最常见的淀粉样变性，约占所有淀粉样变性的 70%，也是预后最差的淀粉样变性，未经治疗患者的中位生存期为 1 ～ 2 年，出现症状性心脏受累患者的中位生存期仅 6 个月。疑诊淀粉样变性的临床症状有：非糖尿病肾病综合征；不明原因心力衰竭、心电图低电压或正常电压伴左心室肥厚；单克隆丙种球蛋白血症和血轻链比例异常的患者出现氨基末端脑钠肽前体升高和蛋白尿；慢性风湿性疾病出现蛋白尿；肝大伴碱性磷酸酶升高；脾大，外周血涂片见豪 – 焦小体；非糖尿病患者出现多发性周围神经病和（或）自主神经病（体位性低血压，原有高血压恢复正常或出现低血压，勃起、膀胱、肠道功能障碍）；巨舌、皮肤淤斑、肩垫征、腕管综合征、关节受累；运动感觉性周围神经病、心肌病和玻璃体浑浊的家族史。其中巨舌和眶周紫癜是轻链型淀粉样变的特征性表现，但仅见于 1/3 患者。

淀粉样变性的诊断步骤有 4 步。首先通过临床表现的观察，发现可疑淀粉样变性患者；其次通过组织活检证实存在淀粉样变性；再次确定前体蛋白，明确分型；最后评估器官和组织受累范围。本例患者通过临床表现的分析疑似淀粉样变性，且通过心肌活检证实，进一步免疫组化分型考虑为免疫球蛋白轻链型，最后评估器官受累部位包括肾脏、心脏、自主神经、消化系统、凝血系统以及甲状腺和舌体。其中甲状腺功能减退为淀粉样变性累及甲状腺所致。该病的治疗包括两方面：一是适当的支持治疗，尽可能保护器官功能；二是采用对多发性骨髓瘤有效的方案进行个体化化疗，以抑制浆细胞增殖、减少淀粉样物质沉积。遗憾的是，该病预后不佳，尤其是对于累及心脏而出现充血性心力衰竭者。本例患者在给予化疗治疗后，水肿没有明显改善，心力衰竭标志物水平仍比较高，提示患者病情没有得到有效控制。值得注意的是，该病所致的心力衰竭与传统心力衰竭的治疗有所不同，以应用利尿药为主；ACEI 类药物因会降低心输出量和导致体位性低血压，使用需慎重；钙离子通道拮抗剂和 β 受体阻滞剂因会抑制心肌收缩而禁用。治疗剂量的地高辛可以引起严重的毒性，一般禁用。因此，该病例给我们的经验启示有：pAL 是一种少见疾病，发病机制不详，临床症状和体征无特异性，导致临床诊断困难，容易误诊和漏诊。大多数患者明确诊断时已经是疾病后期，预后很差。pAL 临床表现多样，易被误诊为其他系统疾病，需要提高对该病的认识，早期确诊及治疗可有效提高患者生存质量及延长生存时间。当遇到单病种不易解释的现象时，要拓宽思路，想到其为罕见病的可能。

参考文献

1. 中国抗癌协会血液肿瘤专业委员会、中华医学会血液学分会白血病淋巴瘤学组.原发性轻链型淀粉样变的诊断和治疗中国专家共识（2016 年版）.中华血液学杂志，2016，37（9）：742-746.

（邹芳　赖晓阳）

病例35 高钠血症1例

病历摘要

患者，女，59岁。

[主诉] 发现血糖高2月余，恶心、呕吐伴头晕1月余。入院时间2019年1月10日。

[现病史] 患者2个月前因"口干、多饮伴头晕乏力1月余"入我科，经检查后诊断为"高钠血症、高脂血症、脂肪肝、胆囊结石。"给予补液降血钠等治疗，症状稍好转后患者要求办理出院。出院后患者出现血糖高，遂于当地医院就诊，诊断为糖尿病，给予"精蛋白锌重组人胰岛素混合注射液早15 U、晚15 U"降糖治疗，期间未监测血糖。此次患者因1个月前无明显诱因出现恶心、呕吐、头晕，呕吐物为胃内容物，伴腹痛、头晕，无黑蒙，头痛等其他明显不适，遂于2019年1月9日于我院急诊科就诊，行全腹CT示脂肪肝、胆囊结石、腹盆腔散在钙化结节，给予止痛等治疗后稍好转。门诊拟"糖尿病"收住入院，患者起病以来，精神、饮食、睡眠差，大小便正常，体重增减不详。

[既往史] 5年前因外伤致脑动脉瘤出血在外院行"颅内血肿清除术"。阑尾炎病史10余年，未行手术治疗。否认高血压、冠心病、肾病、肝炎、结核病史。否认其他疾病史。否认外伤、输血史。否认药物、食物过敏史。

[个人史] 生于原籍，久居本地，否认疫区、疫水接触史。否认毒物、放射性物质接触史。否认烟酒嗜好。

笔记

[月经史] 初潮 12 岁，每次持续 5 ～ 7 天，周期 28 天，已绝经。

[婚育史] 已婚，适龄结婚，配偶体健，夫妻关系和睦。育有 1 子、2 女，均体健。

[家族史] 否认家族及遗传病史。

[入院查体] 体温 36.5 ℃，脉搏 109 次 / 分，呼吸 20 次 / 分，血压 124/95 mmHg。皮肤黏膜干燥、弹性差，不感口渴，心肺查体无明显异常，腹软，右上腹轻压痛，无反跳痛。

[实验室检查] 2019 年 1 月 9 日于我院门诊行全腹 CT：脂肪肝，胆囊结石，腹盆腔散在钙化结节。

入院后查电解质（血清）：钠 156.93 mmol/L，钾 3.34 mmol/L，氯 120.64 mmol/L，二氧化碳结合力 36.76 mmol/L，镁 1.17 mmol/L。胰腺功能：脂肪酶 435.54 U/L，淀粉酶、胰淀粉酶正常。肝功能：总胆红素 43.56 μmol/L，间接胆红素 26.95 μmol/L，丙氨酸氨基转移酶 68.25 U/L，天门冬氨酸氨基转移酶 74.78 U/L。肾功能：肌酐 98.07 μmol/L，尿酸 711 μmol/L。肿瘤四项：铁蛋白 990.0 ng/mL，糖类抗原 199 58.44 U/mL，糖化血红蛋白 6.1%。骨代谢四项：甲状旁腺素 97.69 pg/mL，骨钙素 10.98 ng/mL，血清 25- 羟基维生素 D 24.54 ng/mL。性腺激素六项：催乳素 33.61 ng/mL，血清胰岛素（空腹）14.11 μU/mL，血清胰岛素（餐后 1 小时）9.34 μU/mL，血清胰岛素（餐后 2 小时）14.59 μU/mL，血清 C 肽（空腹）4.98 ng/mL，血清 C 肽（餐后 1 小时）4.85 ng/mL，血清 C 肽（餐后 2 小时）5.96 ng/mL，餐后 60 分钟血糖 8.61 mmol/L，餐后 120 分钟血糖 10.28 mmol/L。

血常规、B 型脑钠肽检测、凝血四项 + D- 二聚体、心梗三项、降钙素原检测、红细胞沉降率测定、C 反应蛋白测定、肌酶谱、血清抗谷氨酸脱羧酶抗体 + 抗胰岛细胞抗体、甲状腺激素抗体、游离甲状腺激素（FT$_3$、FT$_4$、TSH）、糖类抗原测定（CA 125）等均未见明显异常。尿常规：白细胞（+++）。

［影像学检查］ 胸部 X 线片未见明显异常。腹部立位平片未见明显异常。颅脑 MRI + MRA：颅脑术后改变；右侧半卵圆中心、右侧脑室前角旁陈旧性梗死灶；右侧额颞叶异常信号，考虑软化灶；脑内多发缺血灶；脑动脉硬化。肝胆胰脾 MRI 平扫：脂肪肝；胆囊结石；右肺下叶少许炎症。

［其他检查］ 心电图：窦性心律，T 波改变。

［诊断］ 高钠血症，胆囊结石伴胆囊炎，高脂血症，肝功能异常，脂肪肝，脑出血术后复查。

［治疗经过］ 给予极化液补液、泮托拉唑护胃、还原型谷胱甘肽护肝、头孢哌酮舒巴坦联合奥硝唑抗感染治疗后，患者恶心、呕吐、头晕症状明显改善，食欲恢复正常，复查电解质血钠 135.99 mmol/L。于 2019 年 1 月 25 日出院，出院情况：无恶心、呕吐，无头晕，精神、食欲、睡眠可，大小便可，查体无新发阳性体征。出院后用药：醋酸去氨加压素 0.1 mg、每天 1 次。

病例分析

血清钠浓度高于 145 mmol/L，称为高钠血症，常见于血液浓缩导致的浓缩性高钠血症；在罕见情况下，也可由肾排钠减少导致，此为潴留性高钠血症。浓缩性高钠血症是水分丢失过多，失水多于失钠所致，见于各种原因导致的高渗性失水，是引起高钠血症的主要原因。潴留性高钠血症包括原发性醛固酮增多症，不同原因的皮质醇增多症，摄入钠过多，输入含钠药物过多，以及脑外伤、脑血管意外、垂体肿瘤等脑部病变所致的钠潴留等。根据血钠的浓度，分为轻度（血钠 145～160 mmol/L）、中度（血钠 160～170 mmol/L）、重度（血钠＞170 mmol/L）。

1. 病因

（1）水摄入不足：见于水源断绝、昏迷的患者不知饮水也无人帮助进水或疾病所致吞饮障碍。一日停止进水（包括食物中的水），体液的丢失占体重的 2%。完全断水 7～10 天，即体液的丧失达到体重的 15% 可致死亡。

（2）水丢失过多：常见于尿崩症、渗透性利尿、腹泻、呕吐、溶质摄入过多、尿浓缩功能障碍，而水分补充不足。

（3）钠排泄障碍：肾上腺皮质功能亢进的患者，钠排出减少，常伴有血钠增高。钠排出减少还见于此种患者，其释放 ADH 的能力并无障碍，只是释放 ADH 的渗透压阈值提高了，即当体内的渗透压增高到比正常人更高的程度时才释放 ADH，临床上称此为"特发性高钠血症"。

2. 临床表现

①口渴是早期的突出症状，是细胞内失水的重要临床标志。②尿量明显减少，脉搏及血压变动少。③重者眼球凹陷、恶心、呕吐、体温升高，婴儿可出现高热、肌无力、肌电图异常，晚期可出现周围循环衰竭。④高钠性高渗状态的症状主要是神经精神症状。⑤早期表现为嗜睡、软弱无力及烦躁，逐渐发展为易激动、震颤、动作笨拙、腱反射亢进、肌张力增高，进一步发展可出现抽搐、惊厥、昏迷及死亡。

3. 诊断和鉴别诊断

详细询问病史，应注意询问有无大量体液丢失的病史，如腹泻、呕吐、高温大量出汗、气管切开合并高热性疾病等，应特别注意水分的补充情况。患者烦渴、多饮、多尿为尿崩症的表现，有尿崩症表现且伴有头痛、呕吐、视力障碍、颅脑外伤者应考虑为继发性尿崩症的可能。此外还应注意静脉输注液体的情况，有无应用脱水剂、利尿药、类固醇激素和其他药物。需与以下疾病鉴别。

（1）尿崩症：又称垂体性尿崩症，是垂体后叶分泌 ADH 缺乏，其发病原因不明。临床特征为烦渴、多饮、多尿（每天尿量可达 5～10 L）、尿比重低（1.001～1.005）、尿渗透压低（50～200 mmol/L）。临床上又分为特发性尿崩症和继发性尿崩症，后者是由于下丘脑垂体的肿瘤，或脑部创伤、手术、炎症引起，当病变累及下丘脑饮水中枢而丧失口渴感时，往往不能及时补充水分，而致严重脱水，甚至死亡。当怀疑尿崩症时应做禁饮加压素试验及血浆 ADH 测定以明确诊断，必要时应行头颅 CT 和 X 线检查以排除垂体肿瘤。

（2）肾性尿崩症：为遗传性疾病，临床表现与尿崩症相似。患者多为男孩，出生后数月发病。此病注射加压素后尿量不减，尿比重亦不增加，血浆 ADH 浓度明显升高，可与垂体性尿崩症相鉴别。

（3）间质性肾炎及肾浓缩功能严重障碍：其病因众多，除肾盂肾炎外，药物（锂盐、地美环素等）、低钾、高钙、尿路梗阻、痛风等都可引起本病。表现为高钠血症、多尿、脱水。根据病史、肾功能检查及血清电解质测定可鉴别诊断。

（4）糖尿病高渗性昏迷：多见于老年患者，发病前有糖尿病甚至不知有糖尿病，常因感染、应用利尿剂或糖皮质激素等诱发。临床表现除有高钠血症、脱水外主要为神经系统症状，如神志不清、

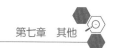

嗜睡、偏瘫、失语、抽搐等，易与脑血管意外相混淆。本症应与渗透性利尿剂所致的高钠血症鉴别。

（5）特发性高钠血症：病因不明，临床少见。其诊断标准为：①持续性高钠血症；②无明显脱水和口渴感；③禁饮时尿液变为高渗状态，说明机体仍有分泌 ADH 的能力；④肾小管对 ADH 仍有反应，应用加压素时可致水潴留。有人认为本病为 ADH 释放阈值升高综合征。此外，还应与原发性醛固酮症、皮质醇增多症等内分泌性疾病相鉴别。

4. 治疗

（1）治疗除限制钠的摄入外，可用 5% 葡萄糖注射液稀释疗法或鼓励多饮水，但必须同时使用排钠性利尿药，需严密监测心肺功能，防止输液过快、过多而导致肺水肿。

（2）上述方法未见效且病情加重者，可考虑应用 8% 葡萄糖溶液做透析治疗。此外还有一种特发性高钠血症，其症状一般较轻，常伴血浆渗透压升高，可用氢氯噻嗪缓解其症状。必须注意高钠血症的上述治疗均应以积极治疗原发病为前提，要限制钠的摄入量。

专家点评

正常血钠水平的维持有赖于机体体液和渗透压调节机制的正常运行，包括下丘脑饮水中枢的正常反应、视上核与室旁核渗透压感受器的正常运行、ADH 的正常合成与释放、肾小管上皮细胞的正常功能和肾上腺皮质的功能等。无论上述调节机制正常还是异常均可发生血钠异常。临床上所见到的高钠血症多是在机体上述调节机制正常的情况下发生的病理性失水和（或）失钠状态，此时体液和渗透压调节机制常被激活，患者出现口渴、尿量减少、脉搏加速、血液浓缩和血钠增高等反应。但当上述调节机制出现障碍时也可出现高钠血症，如尿崩症、单纯渴感减退、尿崩症合并渴感减退、渴感减退伴渗透压阈值升高等，这些调节机制异常可重叠发生，在临床上较难鉴别，治疗也有一定困难。凡有颅内手术、外伤、放疗和占位或炎性病变的患者出现血钠升高和渴感减退都应高度怀疑本病。更重要的是，临床研究发现患者存在部分性中枢性尿崩症合并中枢性渴感减退，这对高钠血症的发病机制是一种新的诠释，所以补充抗利尿激素应是有效的，我院对该患者进行了口服醋酸去氨加压素的治疗，患者出院后 1 周在当地医院复查血渗透压和血钠均维持在正常水平，渴感也有所恢复，故针对该患者以醋酸去氨加压素治疗高钠血症安全且行之有效。

参考文献

1. 刘雪燕, 徐勇, 吴胜楠. SICU 内高钠血症的常见原因及治疗策略. 中国医学工程, 2005, 13（1）: 78-79, 82.

2. 覃浩强, 黄云旗. 急性脑卒中并发高钠血症 38 例临床分析. 内科, 2007, 2（2）: 207-209.

3. 周志宇. 颅脑疾患继发的高钠血症及治疗进展. 医学文选, 2005, 24（5）: 826-828.

4. 朱海英, 宿英英. 重症脑卒中患者并发高渗血症的危险因素. 中华神经科杂志, 2006, 39（11）: 762-765.

5. 丁育基, 段安安, 鲁晓莉, 等. 血清渗透压监测在颅脑重症治疗中的应用和意义. 中华外科杂志, 1996, 34（4）: 224-228.

6. 陈为安, 蒋辉华, 包仕尧. 脑出血并发高钠血症 18 例临床特点分析. 苏州大学学报（医学版）, 2002, 22（2）: 193-194.

（许小津）